235356

LES ACTUALITÉS MÉDICALES

Calculs des Voies biliaires

et

Pancréatites

Le syndrome pancréatico-biliaire.
Diagnostic et traitement

LES ACTUALITÉS MÉDICALES

Collection de volumes in-16, de 96 pages, cartonnés. Chaque volume : 1 fr. 50

L'Artériosclérose et son traitement, par le Dr Gouget.
La Cure de déchloruration, par les Drs F. Widal et Javal.
Le Rein mobile, par le Dr Legueu, agrégé à la Faculté de Paris.
Mouches et Choléra, par le Pr Chantemesse et le Dr Borel.
Moustiques et Fièvre jaune, par le Pr Chantemesse et le Dr Borel.
Le Diabète, par le Pr Lépine. 2 vol.
Le Cytodiagnostic, par le Dr Marcel Labbé, agrégé à la Faculté de Paris.
Le Sang, par le Dr Marcel Labbé, agrégé à la Faculté de Paris.
L'Appendicite, par le Dr Aug. Broca, agrégé à la Faculté de Paris.
Diagnostic de l'Appendicite, par le Dr Auvray, agrégé à la Fac. de Paris.
Les Rayons de Röntgen et le Diagnostic de la Tuberculose, par le
  Dr A. Béclère, médecin de l'hôpital Saint-Antoine.
**Les Rayons de Röntgen et le Diagnostic des Affections thora-
  ciques non tuberculeuses**, par le Dr A. Béclère.
Les Rayons de Röntgen et le Diagnostic des Maladies internes,
  par le Dr A. Béclère.
La Radiographie et la Radioscopie cliniques, par le Dr L.-R. Regnier.
La Mécanothérapie, par le Dr L.-R. Regnier.
Radiothérapie et Photothérapie, par le Dr L.-R. Regnier.
Cancer et Tuberculose, par le Dr Claude, médecin des hôpitaux.
La Diphtérie, par les Drs H. Barbier, médecin des hôpitaux, et G. Ulmann.
Le Traitement de la Syphilis, par le Dr Emery, *2e édition*.
Chirurgie des Voies biliaires, par le Dr Pauchet.
Les Myélites syphilitiques, par le Dr Gilles de la Tourette.
Le Traitement de l'Épilepsie, par le Dr Gilles de la Tourette.
La Psychologie du Rêve, par Vaschide et Piéron.
Les Glycosuries non diabétiques, par le Dr Roque.
Les Régénérations d'organes, par le Dr P. Carnot, agrégé à la Faculté.
Le Tétanos, par les Drs J. Courmont et M. Doyon.
Les Albuminuries curables, par le Dr J. Teissier, Pr à la Faculté de Lyon.
Thérapeutique oculaire, par le Dr F. Terrien.
La Fatigue oculaire, par le Dr Dor.
Les Auto-intoxications de la grossesse, par le Dr Bouffe de Saint-
  Blaise, accoucheur des hôpitaux de Paris.
Le Rhume des Foins, par le Dr Garel, médecin des hôpitaux de Lyon.
Le Rhumatisme articulaire aigu en Bactériologie, par les Drs Tri-
  boulet, médecin des hôpitaux, et Coyon.
Le Pneumocoque, par Lippmann. Préface de M. Duflocq.
Les Enfants retardataires, par le Dr Apert, médecin des hôpitaux.
La Goutte et son traitement, par le Dr Apert.
Les Oxydations de l'Organisme, par les Drs Enriquez et Sicard.
Les Maladies du Cuir chevelu, par le Dr Gastou, *2e édition*.
Les Dilatations de l'Estomac, par le Dr Soupault, médecin des hôpitaux.
La Démence précoce, par les Drs Deny et Roy.
Les Folies intermittentes, par les Drs Deny et Camus.
Chirurgie intestinale d'urgence, par le Dr Mouchet.
Chirurgie nerveuse d'urgence, par le Dr Chipault.
Les Accidents du Travail, par le Dr Georges Brouardel, *2e édition*.
Le Cloisonnement vésical et la Division des urines, par le Dr Cathelin.
Le Traitement de la Constipation, par le Dr Froussard.
Le Canal vagino-péritonéal, par le Dr P. Villemin, chirurgien des hôpitaux.
La Médication phosphorée, par H. Labbé.
La Médication surrénale, par les Drs Oppenheim et Lœper.
Les Médications préventives, par le Dr Nattan-Larrier.
La Protection de la Santé publique, par le Dr Mosny.
L'Odorat et ses Troubles, par le Dr Collet, agrégé à la Faculté de Lyon.
Traitement chirurgical des Néphrites médicales, par le Dr Pousson.
Les Rayons N et les Rayons N_1, par le Dr Bordier.
Trachéobronchoscopie et Œsophagoscopie, par le Dr Guisez.
Le Traitement de la Surdité, par le Dr Chavanne.
Technique de l'Exploration du Tube digestif, par le Dr René Gaultier.
La Technique histo-bactériologique moderne, par le Dr Lefas.
L'Obésité et son traitement, par le Dr Le Noir.
Les Thérapeutiques récentes dans les Maladies Nerveuses, par
  les Drs Lannois et Porot.
L'Ionothérapie électrique, par les Drs Delherm et Laquerrière.

LES ACTUALITÉS MÉDICALES

Calculs des Voies Biliaires

et Pancréatites

Le syndrome pancréatico-biliaire
Diagnostic et traitement

PAR

Le Dr René GAULTIER

Ancien interne des hôpitaux
Chef de laboratoire à la Faculté de médecine de Paris

Avec 16 figures

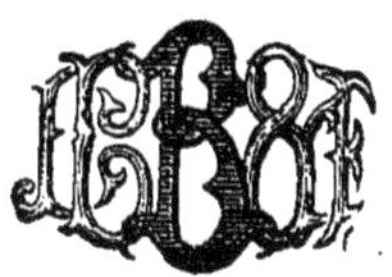

PARIS

LIBRAIRIE J.-B. BAILLIÈRE ET FILS

19, RUE HAUTEFEUILLE, 19

1908

CALCULS

DES

VOIES BILIAIRES

ET

PANCRÉATITES

AVANT-PROPOS

Les leçons cliniques que M. le professeur Dieulafoy vient de consacrer à deux cas d'association de lésions pancréatiques à la lithiase biliaire ont placé au rang des *actualités médicales* une question que les travaux les plus récents des chirurgiens français et étrangers avaient mis à l'ordre du jour depuis ces quelques dernières années.

Ce sont, en effet, Kehr, Körte en Allemagne, Mayo Robson en Angleterre, Terrier et Gosset, Desjardins, Quénu et Duval, Villar et Hartmann en France, et beaucoup d'autres qui ont apporté les premiers faits opératoires et montré la fréquence des lésions pancréatiques au cours des manifestations de la lithiase biliaire, recherches auxquelles

il faut encore ajouter les beaux travaux cliniqués
et expérimentaux d'Opie en Amérique.

Mais c'est un travail récent de M. Chauffard, envi-
sageant au point de vue séméiologique ces associa-
tions morbides, et surtout ce sont les leçons cliniques de M. le professeur Dieulafoy, réunissant
en même temps le côté médical et le côté chirurgical de cette question, devenue entre ses mains
une question médico-chirurgicale, comme il les
affectionne tant, qui ont jeté un jour tout nouveau sur ces complications pancréatiques de la
lithiase biliaire. Ce sont elles en effet qui en ont
fait ressortir toute l'importance au point de vue
du pronostic de cette affection et en ont montré du
même coup les conclusions thérapeutiques à tirer.

A cette œuvre nous avons fourni, nous aussi de
notre côté, notre contribution. Depuis quatre ans,
témoin des constatations opératoires de plusieurs chirurgiens, nous leur avons apporté avec
notre méthode d'exploration fonctionnelle de
l'intestin et de ses glandes un moyen clinique
d'établir le diagnostic de la participation possible
d'une lésion du pancréas à la lithiase biliaire,
et, dans certaines circonstances même, d'en
préciser le pronostic par la constatation d'un
déficit pancréatico-biliaire.

Aussi, ayant en quelque sorte vécu au milieu
de ces questions qui nous sont devenues peu à
peu familières, soit comme confident de ces chi-

rurgiens, soit comme assistant de **M**. le professeur Dieulafoy, nous voulons aujourd'hui essayer de présenter, d'après nos propres recherches, d'après les constatations des premiers, et surtout d'après l'enseignement magistral de ce dernier, une étude des pancréatites compliquant la calculose hépatique qui, comme nous le disions tout à l'heure, est une étude d'actualité, dans laquelle notre méthode de coprologie clinique, telle que nous l'avons exposée ici-même (1), il y a quelques années, apporte sa part contributive tant pour l'établissement d'un *diagnostic* que pour la fixation du *pronostic* dont dépend l'intervention thérapeutique.

Plan. — Pour mieux envisager l'importance du diagnostic du déficit pancréatico-biliaire, dans les cas de lithiase biliaire, nous essaierons tout d'abord d'indiquer, par le schéma de quelques exemples, comment se présente ce diagnostic en clinique. Puis nous étudierons à quelles lésions ce syndrome est subordonné, et nous chercherons à envisager les causes qui le déterminent. Cela fait, il nous sera plus facile d'exposer d'une façon didactique les variétés de ce syndrome et d'en établir, avec le diagnostic, le pronostic et les indications du traitement.

(1) Voy. La technique de l'exploration du tube digestif, par le Dr R. GAULTIER, *Actualités médicales*, 1905. — Voy. aussi Précis de coprologie clinique, par le Dr R. GAULTIER. Paris, 1907.

I. — EXPOSÉ CLINIQUE

Premier type clinique. — *Calcul biliaire migrateur, évacué, et pancréatite proliférative secondaire entraînant par compression du cholédoque un ictère par rétention.* —,Un malade a déjà eu antérieurement des crises plus ou moins longues de coliques hépatiques s'accompagnant ou non d'ictère; puis un jour, sans cause apparente, s'installe, à la suite d'une nouvelle crise ou même sans crise, un ictère par rétention des plus net. Le diagnostic du déficit biliaire s'impose facilement, et la cause, oblitération calculeuse, apparaît des plus évidente. En effet, en tamisant les matières fécales de ce malade, on recueille un ou plusieurs calculs biliaires. Cependant, malgré cette évacuation des calculs, l'ictère persiste avec ses mêmes caractères, il persiste même fort longtemps, pendant vingt-sept jours dans le cas de M. Dieulafoy, pendant plusieurs mois dans un cas que nous avons observé nous-même ; le malade maigrit, perd ses forces et dans certains cas même présente des phénomènes d'asthénie assez marqués. L'intervention chirurgicale s'impose devant cette rétention biliaire si prolongée, d'origine évidemment calculeuse ; mais voilà que le chirurgien qui, au cours de l'opération, explore avec soin toutes les voies biliaires avec l'intention d'enlever le calcul oblitérant (fig. 1), n'y trouve plus rien du tout ; par contre, il voit dans la profondeur un pancréas bosselé, induré, parfois formant une tumeur très volumineuse, grosse comme une orange, tel le cas observé avec M. Quénu (1) et chez lequel nous avions du reste fait à l'avance le diagnostic de pancréatite par l'examen des matières fécales.

Voici donc un premier fait, où nous voyons le calcul biliaire déterminant par son passage la crise de colique hépatique, entraînant à sa suite un ictère par rétention typique, non point dû à son arrêt définitif dans les voies biliaires, mais à la complication pancréatique dont il a été le facteur causal, et qui, elle, a déterminé, par compression du cholédoque, l'oblitération secondaire de ce conduit.

Ainsi cet ictère, qui est apparu cliniquement, comme un ictère de cause intrinsèque, est devenu en réalité un ictère de cause extrinsèque, de cause pancréatique.

Comment faire ce diagnostic ? Sur quels signes

(1) Quénu et Duval, *Revue de chirurgie*, octobre 1905.

 EXPOSÉ CLINIQUE.

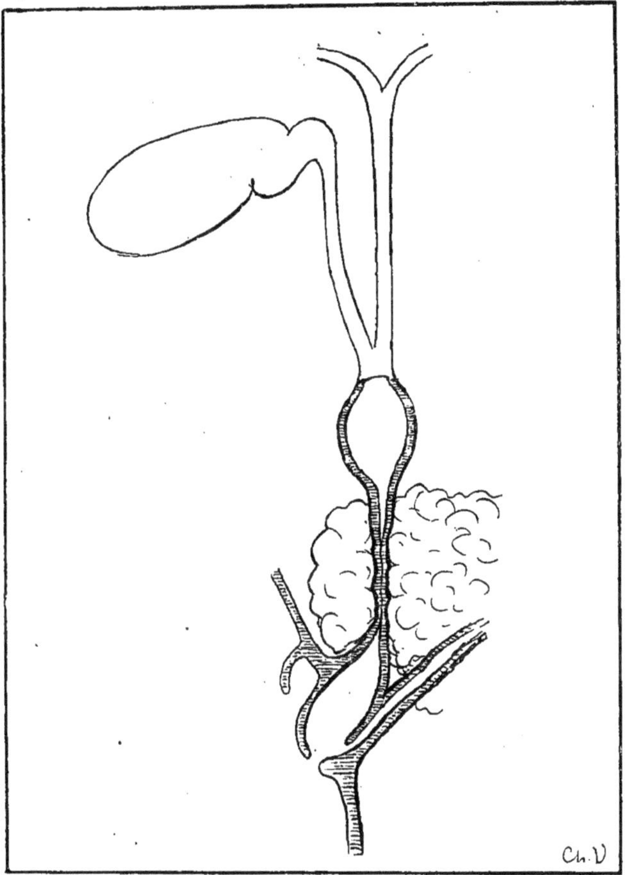

Fig. 1. — Figure schématique, d'après un cas provenant du service de M. le professeur Le Dentu (pièce d'autopsie), montrant l'hypertrophie de la tête du pancréas enflammée resserrant par compression le canal cholédoque que la migration d'un calcul a considérablement dilaté en deçà et au delà.

s'appuyer? Sera-ce sur la tumeur pancréatique souvent bien difficile à percevoir? sera-ce sur la douleur dans la zone pancréatique de Chauffard, ou au point de Desjardins? sera-ce sur la nature même de l'ictère? Difficultés cliniques insurmontables, et cependant il est nécessaire d'être renseigné sur cette complication, d'abord pour que le chirurgien soit éclairé dans une opération si elle doit avoir lieu, et puis parce que ce processus inflammatoire lent de la glande pancréatique, qui peut aboutir à la sclérose et à l'oblitération du cholédoque encerclé dans la gangue fibreuse néoformée, peut parfois évoluer différemment, se réveiller, devenir aigu, suraigu même, et alors des complications très graves en sont l'aboutissant que le seul diagnostic du déficit pancréatico-biliaire eût permis de prévoir, et, en opérant à temps, de conjurer peut-être.

Deuxième type clinique. — *Calcul biliaire formé sur place ou arrêté dans l'ampoule de Vater et entraînant par compression du Wirsung la suppression fonctionnelle du pancréas.* — Dans ce nouveau cas (fig. 2), que le titre ci-dessus définit, existe le même tableau clinique que dans le cas précédent, et le diagnostic de l'oblitération calculeuse du cholédoque s'impose également pour lui ; mais ce qui le différencie du premier, c'est que si, en raison de sa longue durée, on est obligé d'intervenir chirurgicalement, cette fois l'opérateur trouve en place le corps du délit, soit

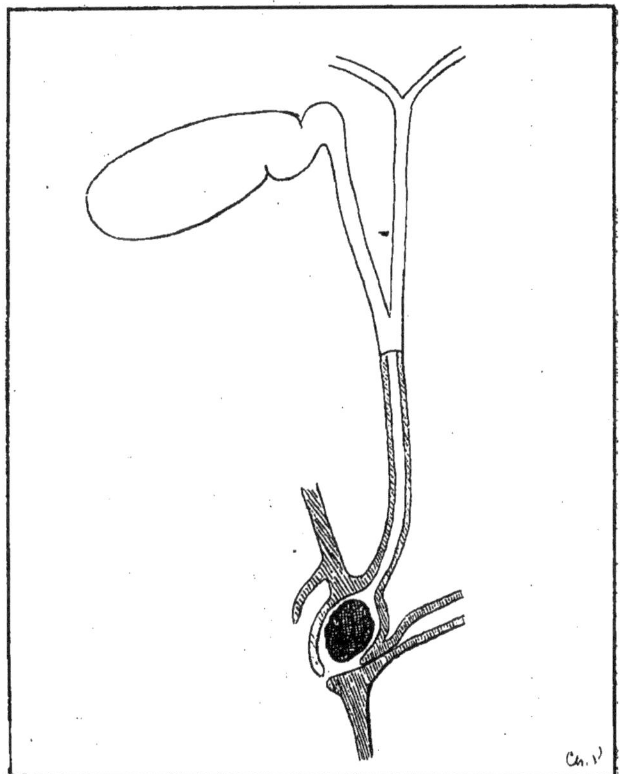

Fig. 2. — Figure schématique, d'après un cas provenant du
service de M. le professeur Dieulafoy (pièce d'autopsie),
montrant un calcul fixé dans l'ampoule de Vater et entraînant
par compression du Wirsung la suppression fonctionnelle
du pancréas.

qu'il s'agisse d'un calcul formé sur place, lithiase

cholédocienne, dont M. Chauffard (1) a apporté der-
nièrement deux beaux exemples et dont nous avons
pu nous-même observer un cas qui a servi de base
aux leçons cliniques de M. le professeur Dieulafoy;
soit qu'il s'agisse d'un calcul venu de plus haut,
lithiase vésiculaire, cystique ou hépatique; et, en
même temps que le chirurgien constate la présence de ce calcul, il note l'augmentation de volume
et la dureté de la tête du pancréas, c'est-à-dire
là aussi une pancréatite à tendance proliférative.
Sur quelles règles cliniques dans ce cas encore
établir avant l'intervention ce diagnostic de pancréatite associée à la lithiase biliaire ? Les mêmes
difficultés d'exploration physique et fonctionnelle
du pancréas se présentent là comme plus haut,
et il n'appartient guère qu'à la constatation du
déficit pancréatico-biliaire de le définir. Cependant
à ce diagnostic s'attache une importance capitale,
puisque lui seul permet du même coup, en four-
nissant avec le diagnostic le pronostic de cette
complication, d'en indiquer le traitement.

Ce pronostic est en effet des plus grave si la
suppression fonctionnelle de la glande pancréatique persiste trop longtemps : car alors se
surajoute un amaigrissement considérable et une
asthénie profonde et la mort peut survenir en
quelques jours au milieu de phénomènes de

(1) Chauffard, *Semaine médicale*, 10 janvier 1906.

collapsus, avec hypothermie, comme nous en a
fourni la preuve le cas de M. Dieulafoy ; sans
parler des autres complications suppuratives,
hémorragiques ou gangreneuses, qui peuvent
survenir au cours de cette inflammation pancréatique que le calcul biliaire a engendrée et que nous
allons exposer plus loin.

Troisième type clinique. — *Calculs biliaires
et pancréatite hémorragique avec cytostéatonécrose (Fettegewebenecrose). Syndrome pancréatique suraigu* (fig. 3). — Dans d'autres circonstances, le malade est un calculeux hépatique
depuis un temps plus ou moins long ; mais des calculs ont pu être évacués déjà à la suite d'une crise
de colique hépatique, ou être encore en migration
dans les voies biliaires où ils ont pu s'arrêter, s'ils
ne s'y sont point formés sur place ; rien ne présage
cliniquement qu'une complication quelconque va
se produire, si l'on a négligé d'interroger la
glande pancréatique et de rechercher le déficit
pancréatico-biliaire. Car c'est de ce côté qu'est
encore tout le danger, qui, cette fois, est si rapide
que le moment d'intervenir ne saurait être
différé. En effet, brusquement se déclare dans
l'abdomen une violente douleur, plus intense que
la douleur des crises de colique hépatique précé-
dentes, douleur parfois si vive qu'elle peut provo-
quer la syncope, douleur plus ou moins localisée
dans la zone pancréatique de Chauffard et s'accom-

pagnant de vomissements alimentaires et bilieux.
Le ventre est ballonné, météorisé, et le malade,

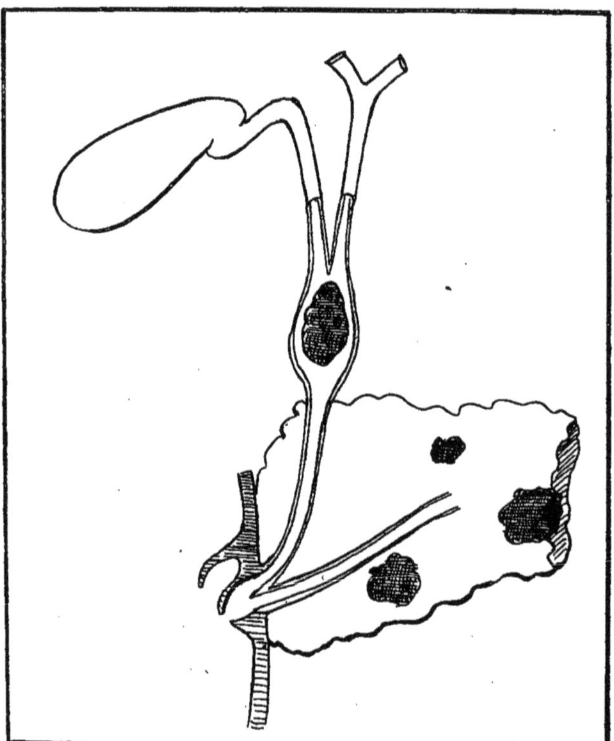

Fig. 3. —Hémorragie du pancréas au cours d'une lithiase des
voies biliaires, d'après un cas opéré par le Dr Marion (pièce
d'autopsie).

anxieux, avec le fàcies péritonéal et grippé, le pouls
petit et rapide, la respiration haletante et accé-
lérée, la température normale ou abaissée, va

mourir en collapsus, dans l'espace de quelques
heures, parfois en vingt-quatre heures, en général
en deux ou trois jours, avec tout le tableau, en
somme, d'une occlusion intestinale suraiguë ou

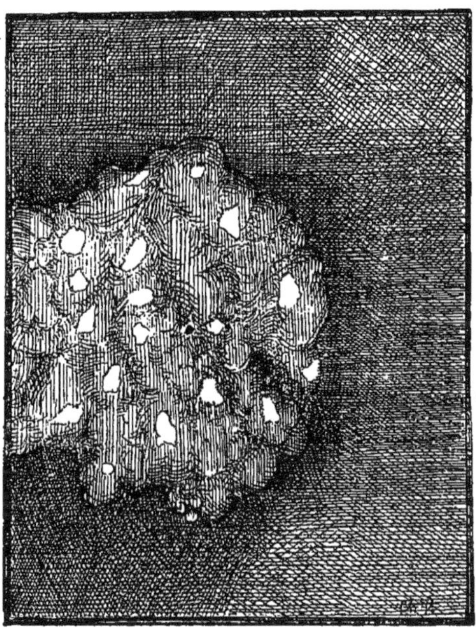

Fig. 4. — llots de cytostéatonécrose dans le pancréas.
(Cette pièce provient du même cas que celui cité à la figure 3.)

d'une péritonite par perforation. La terminaison
fatale en est la règle si l'on n'intervient pas à
temps, et ce fait commande l'intervention rapide;
alors le chirurgien constate pendant la laparotomie
une quantité plus ou moins considérable d'un

liquide séro-hémorragique, et sur l'épiploon, comme dans le cas de Marion, des taches d'un blanc éclatant, ressemblant tout à fait à du lait caillé ou à des taches de bougie, la cytostéa tonécrose (fig. 4) en un mot, ce qui lui fit faire du reste son diagnostic et lui permit de supposer une pancréatite hémorragique que l'autopsie, faite quelques heures plus tard, le malade ayant succombé, démontra exister, en même temps que fut retrouvée la cause première de cette pancréatite, les calculs biliaires, contenus dans la vésicule. Telle peut être cette complication pancréatique suraiguë au cours de la lithiase biliaire, épisode que M. Dieulafoy appelle si justement dans ses leçons le « *drame pancréatique* ».

Quatrième type clinique. — *Calculs biliaires et pancréatites gangreneuses ou suppuratives.* — De ces cas, un peu plus rares, nous n'avons jamais été personnellement le témoin plus ou moins direct comme de ceux que nous avons rapportés précédemment ; mais, à relire les quelques observations qui s'y rapportent, on peut voir que cette complication apparaît au cours d'une lithiase biliaire à manifestations plus ou moins éloignées sous la forme des pancréatites aiguës, c'est-à-dire qu'elle se traduit par une douleur abdominale diffuse dans la région épigastrique ou localisée à la zone pancréatique de Chauffard, s'accompagnant de nausées, de vomissements, de hoquet,

de phénomènes infectieux, frisson, élévation de
température, enfin parfois de diarrhée argileuse ou muqueuse, quelquefois sanglante, avec
tympanisme abdominal plus ou moins marqué.
La marche de cette complication est le plus souvent, malgré quelques stades d'arrêt, continue et
progressive; sa durée est variable, sa terminaison
parfois rapide au milieu d'un complexus symptomatique suraigu, et finit le plus habituellement
lentement dans le délire ou le coma; dans quelques cas très rares, on a vu le pancréas abcédé
ou gangrené s'éliminer spontanément par les selles
et la guérison être complète comme dans un cas
de Trafeyer. Le diagnostic est très difficile à
établir, comme nous le verrons plus loin, et cependant la constatation du déficit pancréatico-biliaire
pourrait encore, dans ce cas comme dans les
précédents, servir d'indication précise et nulle-
ment négligeable.

Tels sont les divers faits cliniques qui résument
l'ensemble des complications pancréatiques
capables de se montrer au cours d'une lithiase
biliaire reconnue ou insoupçonnée. Mais, il faut
bien l'avouer, ces complications, comme le dit
M. Lancereaux (1), sont difficiles à diagnostiquer
parce que trop souvent, en clinique, on oublie
l'existence de cet organe et qu'on prend l'habi-

(1) Lancereaux, Maladies du foie et du pancréas. Paris. 1899,
p. 906.

tude d'attribuer aux viscères de son voisinage les symptômes qui lui appartiennent.

« Lorsque notre ignorance sera moins grande du syndrome pancréatique, peut-être sa participation à la cholélithiase sera-t-elle reconnue plus fréquente »; ainsi s'expriment MM. les Drs Quénu et P. Duval dans la monographie que nous avons déjà citée.

C'est l'étude de ce syndrome pancréatique, du déficit pancréatico-biliaire que nous allons tâcher, dans les pages suivantes, de mettre en évidence, en rappelant les travaux de nos devanciers et en nous appuyant surtout sur notre méthode personnelle d'examen des fèces, qui a déjà fourni, comme nous le verrons par la suite, des résultats nombreux et probants.

II. — ANATOMIE PATHOLOGIQUE

Avant d'établir cette séméiologie, nous allons essayer de retracer les lésions qui commandent ce syndrome, et, pour cela, nous passerons successivement en revue les inflammations du pancréas (1), c'est-à-dire les pancréatites, qu'elles soient parenchymateuses ou interstitielles à tendance scléreuse, ou bien qu'elles soient encore suppuratives, puis les gangrènes et enfin les hémorragies du pancréas avec cytostéatonécrose, que l'on peut rencontrer au cours de la lithiase biliaire compliquée.

1° **Pancréatites.** — *a.* **Pancréatite parenchymateuse.** — « A un premier stade très voisin du début des accidents, on trouve un pancréas doublé ou triplé de volume, dur, hypervascularisé, de couleur rouge plus ou moins foncé, semblant plus bosselé qu'à l'état normal, sans doute parce que, étant indurés, les lobules ne se laissent plus aussi facilement déprimer. Si on pratique une coupe de la glande, on voit les travées du tissu cellulaire augmenter de volume et semblant étouffer les lobules glandulaires. L'étude micro-

(1) Voy. Carnot, Thèse de Paris, 1898. — Richardière et Carnot, Maladies du pancréas, *in* Traité de Médecine de Brouardel et Gilbert.

scopique montre les canaux distendus et remplis de concrétions formées par l'épithélium cylindrique desquamé. Les noyaux des cellules ont perdu leur forme ; les cellules glandulaires sont distendues, granuleuses ; leur noyau peut avoir complètement disparu. Les acini sont mal délimités et peu nets. En certains points, les lobules sont remplis de cellules rondes. Au centre des acini, on découvre un amas de substance hyaline homogène ayant aplati par compression les cellules glandulaires » (Desjardins) (1).

L'affection peut en rester à ce premier stade de plus ou moins longue durée, et si la cause inflammatoire vient à disparaître spontanément, ou à la suite d'une intervention, les choses petit à petit se rétablissent et cette hypertrophie passagère de la tête du pancréas, qui pouvait entraîner la compression du cholédoque et, par suite, un ictère par rétention, régresse, et la guérison de tous les symptômes cliniques observés se montre en même temps. On pourrait en somme assez justement comparer ce qui se passe au niveau du pancréas et du cholédoque avec ce qui se produit au niveau de la parotide et du nerf auriculo-temporal au cours d'une parotidite aiguë de nature ourlienne, où, pendant la phase d'hypertrophie de la glande, l'auriculo-temporal comprimé

(1) Desjardins, Thèse de Paris, 1905, p. 33 et 34.

réagit par les douleurs aiguës au niveau de l'articulation temporo-maxillaire et de la pointe de la mastoïde, douleurs qui disparaissent dès que l'inflammation parotidienne vient à cesser et, partant, que le nerf n'est plus comprimé.

b. Pancréatite interstitielle proliférative ou scléreuse. — Mais l'inflammation peut continuer à évoluer et les lésions vont s'organiser d'une façon plus ou moins définitive, constituant alors la pancréatite chronique. Tantôt le pancréas est atteint dans sa totalité, tantôt, cas le plus fréquent, la tête seule de cet organe présente le maximum des lésions. Le plus généralement c'est l'hypertrophie cirrhotique qui est constatée, peut-être parce qu'on observe à une époque assez rapprochée du début de l'inflammation et que le stade d'atrophie définitif n'a pas eu le temps encore de se produire.

Dans le premier cas, la tête du pancréas atteint deux ou trois fois son volume normal ; elle est non seulement tuméfiée, mais indurée, « grosse comme le poing, dure comme le fer », dans le cas de Riedel par exemple ; cependant cette consistance n'est point partout égale, il est des points où, la sclérose étant plus développée, la consistance est plus dure, et la tête du pancréas offre alors un aspect bosselé, irrégulier, « semblable à un sac de billes » (Desjardins).

Il n'est pas rare de voir les canaux pancréa-

tiques béants à la coupe, dilatés, présentant parfois de véritables poches kystiques, contenant
tantôt un liquide clair, tantôt un liquide trouble

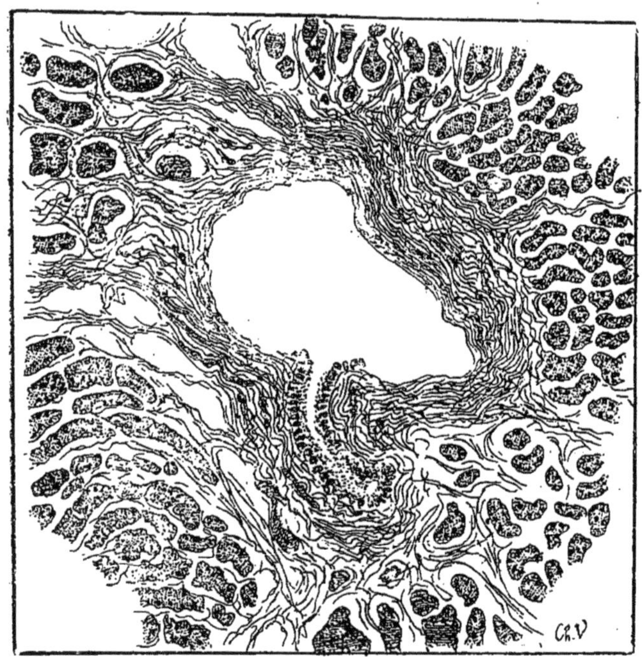

Fig. 5. — Préparation microscopique d'un foyer de sclérose
pancréatique à point de départ canaliculaire.

où, avec des cellules desquamées, se montrent en
assez grande quantité des cristaux de phosphate
de chaux, parfois agglomérés en petits calculs.

Au point de vue histologique, la *topographie*
de la sclérose est variable, comme l'a bien établi

Opie dans sa description des cirrhoses interlobulaires et des cirrhoses intralobulaires périacineuses d'origine biliaire, description absolument conforme, du reste, à la description pathogénique de Lancereaux à propos des pancréatites en général où nous voyons que le tissu conjonctif rayonne tantôt autour des canaux excréteurs de la glande et de l'enveloppe dissociant les lobules, sclérose interstitielle ; ou tantôt, au contraire, se développe autour des vaisseaux artériels, veineux ou lymphatiques, sclérose intralobulaire, sclérose périacineuse.

Quant à la *nature* de ce tissu scléreux, c'est tantôt un tissu jeune, à structure embryonnaire, et cela de préférence dans les scléroses à point de départ canaliculaire (fig. 5), tantôt c'est un tissu adulte, riche en fibres très serrées, pauvre en cellules quand les troncs artériels plus ou moins volumineux, aux parois épaissies, paraissent avoir été le point de départ et le centre d'irradiation des travées conjonctives.

Les *cellules glandulaires*, elles, à la fin, présentent des lésions d'intensité et de nature variables ; constamment un certain nombre sont atteintes de dégénérescence granulo-graisseuse, vacuolaire ou vitreuse.

Enfin les *îlots de Langerhans*, si intéressants à considérer au point de vue de la physiologie pathologique du diabète pancréatique (Thoinot et

Delamare), ne sont pas constamment atteints.
C'est ainsi qu'Opie a constaté que la sclérose in-
terlobulaire épargne le plus souvent ces îlots,
tandis que la sclérose périacineuse les envahit
quelquefois ; cela nous explique le plus vraisem-
blablement pourquoi, au cours de ces pancréatites
chroniques, complications de la lithiase biliaire
dont l'origine est le plus souvent de nature canaliculaire et la répartition du tissu scléreux inter-
lobulaire, les symptômes diabétiques, la présence
de sucre dans l'urine sont rarement constatés dans
le syndrome pancréatique qui le caractérise, alors
que les troubles digestifs sont si prononcés qu'ils
en permettent le diagnostic, comme nous l'éta-
blirons par la suite.

c. *Pancréatite suppurative*. — Dans cette
variété, on rencontre également de nombreuses
différences dans la topographie comme dans
l'étendue des lésions, suivant le point de départ de
l'infection. Tantôt, en effet, ce sont des abcès
miliaires suivant le trajet des vaisseaux sanguins,
tantôt, au contraire, et le plus souvent, ce sont de
grands abcès localisés dans la tête, d'origine canaliculaire, abcès qui tendent à fuser en avant, bom-
bant dans l'arrière-cavité des épiploons, et qui
peuvent, sus-mésocoliques, se frayer un chemin
entre le foie et l'estomac refoulé en bas, ou, sous-
mésocoliques, s'insinuer entre l'estomac et le côlon
transverse, ou entre les deux feuillets du méso-

côlon qu'ils écartent l'un de l'autre, le plus souvent limités par les adhérences des organes voisins favorisées par la péripancréatite presque toujours concomitante. « Le pus de ces abcès est d'ordinaire rougeâtre, brun, couleur chocolat, de fétidité extrême ; on y rencontre de nombreux détritus provenant de la désorganisation de la glande, où le microscope fait reconnaître de nombreuses cellules épithéliales desquamées, des cristaux d'hématoïdine, une grande quantité de gouttelettes de graisse qui parfois donnent au pus un aspect huileux.» (Desjardins.)

2° **Gangrène du pancréas.** — Le plus souvent associée à la pancréatite suppurée, la gangrène du pancréas, complication plutôt rare de la lithiase biliaire, se caractérise macroscopiquement par une plaque de couleur ardoisée, séparée des parties saines par un sillon de délimitation, dans laquelle l'examen histologique montre une destruction totale du parenchyme glandulaire réduit à une bouillie informe où se trouvent encore des cellules profondément altérées, des gouttelettes de graisse mises en liberté et des cristaux d'hématoïdine. Dans quelques cas, le pancréas peut être totalement détruit et à sa place on ne trouve plus qu'une masse du volume du doigt, de couleur noirâtre, dure, comme rétractée, revenue sur elle-même, et « enroulée autour du duodénum comme une feuille morte ».

3° **Pancréatite et hémorragie intra et péri-pancréatique avec cytostéatonécrose consécutive.** — Enfin il est encore une autre complication du côté du pancréas se rencontrant au cours de la lithiase biliaire et qui mérite une place à part en raison des lésions toutes particulières dont elle est le plus souvent accompagnée. C'est la

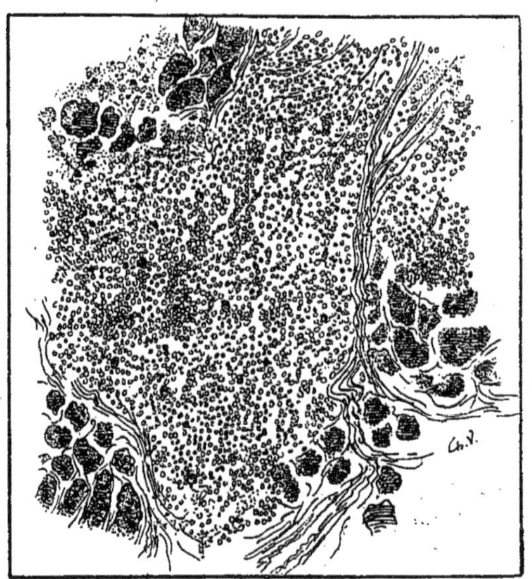

Fig. 6. — Préparation microscopique d'un foyer hémorragique dans le pancréas.

pancréatite dite *hémorragique* avec la nécrose du tissu graisseux qui en est la conséquence.

Le pancréas hémorragique, généralement augmenté de volume, présente une coloration brun noirâtre ou rougeâtre, due à l'infiltration du sang dans le tissu conjonctif lâche qui réunit ses lobules. Le sang extravasé suit les fentes inter-lobulaires et interacineuses, *épanchement intra-pancréatique*, ou bien fait saillie sous l'enve-loppe péritonéale, *épanchement extrapancréa-tique*, produisant une tuméfaction assez considé-rable de la glande entière transformée en une sorte de caillot sanguin; puis il gagne le méso-côlon, infiltre le tissu cellulaire sous-péritonéal et arrive jusque dans l'arrière-cavité des épi-ploons. Ainsi s'expliquent la rareté des foyers et la disposition en nappe de l'hémorragie du pancréas.

« Au point de vue histologique, on trouve le plus souvent des lésions légères de sclérose péri-canaliculaire avec conservation générale de la glande pancréatique, sauf en certains points où des hémorragies interstitielles ont disséqué le parenchyme glandulaire, et où l'on voit des acini frappés de nécrose. On trouve des lobules entiers complètement détruits et indiqués seule-ment par deux ou trois acini persistant au mi-lieu de l'infiltration sanguine et leucocytaire. Souvent, à côté de ces lésions hémorragiques, on constate des foyers de cytostéatonécrose (fig. 7), c'est-à-dire des points où les cellules adipeuses n'ont plus de noyaux colorables et présentent un protoplasma rempli soit de petits cristaux

d'acides gras, visibles à un fort grossissement,
soit d'amas nécrosés amorphes ; enfin les veines
du pancréas sont thrombosées, mais l'organi-

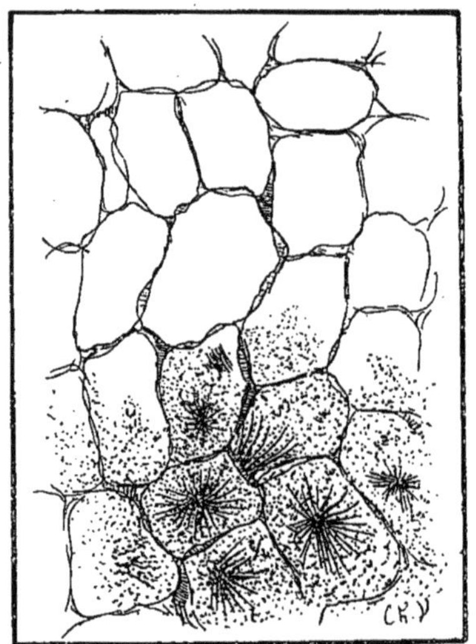

Fig. 7. — Préparation microscopique d'un foyer de cytostéatonécrose péritonéale.

·sation du caillot y est à peine ébauchée. »
(Ch. Lenormant et P. Lecène) (1).

Le plus habituellement, accompagnant ces lésions du pancréas, on trouve dans la cavité péritonéale un épanchement séro-sanguinolent plus

(1) LENORMANT et LECÈNE, Là pancréatite aiguë hémorragique avec stéatonécrose disséminée (*Revue de gynécologie et
de chirurgie abdominale*, n° 6, déc. 1906, p. 1060).

ou moins abondant, mais sans trace de péritonite purulente; et la séreuse abdominale, épiploon, mésentère, mésocôlon, est parsemée de taches blanchâtres, ressemblant à du lait caillé ou à des taches de bougie; c'est ce que Balser (1), qui a vu cet état le premier, a dénommé *Fettnecrose*, expression traduite en français par Hallion (2) sous le nom de *stéatonécrose*, mais qu'il est préférable d'appeler, avec Langerhans (3), *Fettgewebenecrose*, ou, comme l'a proposé le professeur Dieulafoy, *cytostéatonécrose*, le premier terme, en effet, étant impropre, puisqu'il signifie *nécrose de la graisse*, et que, comme le montre l'histologie pathologique, il s'agit en réalité de la nécrose du tissu graisseux.

Les altérations histologiques de ces noyaux de cytostéatonécrose sont assez caractéristiques; on constate en effet que ces foyers de nécrose se présentent avec des réactions colorées autres que le tissu avoisinant; les détails de structure y

(1) Balser, Ueber Fettnecrose, eine zuweilen tœdliche Krankheit des Menschen (*Arch. für path. Anat. und Phys.*, XC, 1882). — Ueber Multiple Pancreas und Feltnecrose (XI⁰ Congrès de médecine interne. Leipzig, 1892).

Voy. aussi Gallois, Revue in *Bulletin médical*, 1901.

(2) Hallion, Du rôle des sécrétions pancréatiques en pathologie (Rapport au Congrès français de médecine, Liège, septembre 1905).

(3) Langerhans, Experimenteller Beitrag zur Fettgewebenecrose (*Festschrift zur Feier des 70 Jaehrigen Geburslages von R. Virchow*, 1891).

ont presque complètement disparu; le noyau n'est plus colorable et le protoplasma, au lieu de contenir une grosse goutte de graisse colorable en noir par l'acide osmique ou en rouge par le soudan, ne renferme plus que des cristaux aciculés d'acides gras, affectant parfois une réfraction rayonnée, et quelquefois des savons de chaux.

Telles sont, correspondant aux types cliniques que nous avons exposés précédemment, les lésions pancréatiques que l'on peut rencontrer au cours des lithiases biliaires compliquées. Nous allons en étudier les causes adjuvantes, la fréquence et le mode pathogénique.

III. — ÉTIOLOGIE ET PATHOGÉNIE

Étiologie. — Si l'on se reporte aux statistiques récentes et des mieux faites de l'article de MM. Quénu et P. Duval, on voit tout d'abord que, parmi ces complications pancréatiques, les unes sont plus fréquentes que les autres : c'est ainsi que les pancréatites simples, parenchymateuses et interstitielles, ces dernières étiquetées par eux pancréatites - chroniques, constituent 60 p. 100 des cas observés, alors que les pancréatites suppuratives et la gangrène du pancréas ne représentent plus que 23 p. 100 et les hémorragies pancréatiques avec cytostéatonécrose 17 p. 100 seulement.

Il semble aussi, à lire cette statistique, que le siège des calculs influe sur la production de ces pancréatites, et, ainsi que l'a bien fait remarquer M. Chauffard dans l'article de la *Semaine médicale* déjà cité, la lithiase du cholédoque soit plus fréquemment la cause de cette complication que la lithiase vésiculaire ou hépatique.

MM. Quénu et Duval ont de plus montré que les pancréatites parenchymateuses ou interstitielles, dites par eux *chroniques*, sont associées, par ordre de préférence, à la lithiase du cholédoque, puis à la lithiase vésiculaire ; que les pancréatites suppuratives se montrent plutôt au cours des lithiases vésiculaires, et que la pancréatite avec hémorragie du pancréas et cyto-stéatonécrose est plutôt le fait de calculs formés ou arrêtés dans l'ampoule de Vater.

Enfin citons encore, d'après Riedel, que les pancréatites compliquant la lithiase biliaire sont plus fréquentes dans les vieilles lithiases, qu'il y ait eu ou non ictère, ou un symptôme quelconque permettant de déceler cette affection.

Pathogénie. — 1° *Pathogénie générale des pancréatites compliquant la lithiase biliaire.* — Reste maintenant à démêler les raisons pathogéniques qui relient ces deux affections l'une à l'autre ? Il semble évident *a priori*, en constatant les rapports anatomiques étroits qui existent entre le cholédoque et le canal de Wirsung, que la lésion pancréatique est sous la dépendance de l'infection biliaire ; mais, quant à pouvoir dire si l'infection se fait par voie de contiguïté ou par infection canaliculaire ascendante, il semble qu'il soit difficile à l'heure actuelle de se prononcer, car des raisons valables militent en faveur des deux opinions.

INFECTION PAR CONTIGUÏTÉ. — L'infection par contiguïté évidemment ne paraît point impossible, surtout lorsqu'il s'agit d'une lithiase cholédocienne où il n'est pas rare de constater sur

la muqueuse du cholédoque des ulcérations plus
ou moins profondes, et où l'infection semble être
aidée encore par la congestion que détermine
dans le pancréas le canal cholédocien qui le com-
prime, sans compter que la stagnation du liquide
pancréatique par oblitération plus ou moins
complète du canal de Wirsung peut venir en
aide à son tour à la propagation d'une infection
par exaltation de virulence des microbes dans
un milieu stagnant.

INFECTION PAR VOIE CANALICULAIRE. — En considérant cette dernière constatation, on est amené à
admettre tout naturellement l'hypothèse unique
d'une infection par voie ascendante canaliculaire,
d'une angiopancréatite, soit d'origine duodénale,
soit d'origine biliaire.

1° *D'origine duodénale.* — Dans le premier
cas, l'absence de bile dans le duodénum favorise-
rait l'exaltation de la virulence de la flore intestinale et faciliterait son invasion dans le canal de
Wirsung. Or, en tenant compte de la circulation
rétrograde du canal de Santorini, comme le fait
remarquer très justement Desjardins, on se rend
compte de l'invasion possible des germes micro-
biens duodénaux devenus plus virulents par
l'absence de bile qui circulerait de cet organe
par le Santorini dans la tête du pancréas, avant
d'être rejeté à nouveau dans l'intestin par le
canal de Wirsung. Et, de fait, la fréquence des

lésions localisées à la tête du pancréas plutôt que dans tout le reste de l'organe justifie cette manière de voir, en sorte que l'on peut dire avec ce dernier auteur qu'il y a là un véritable lieu d'élec-

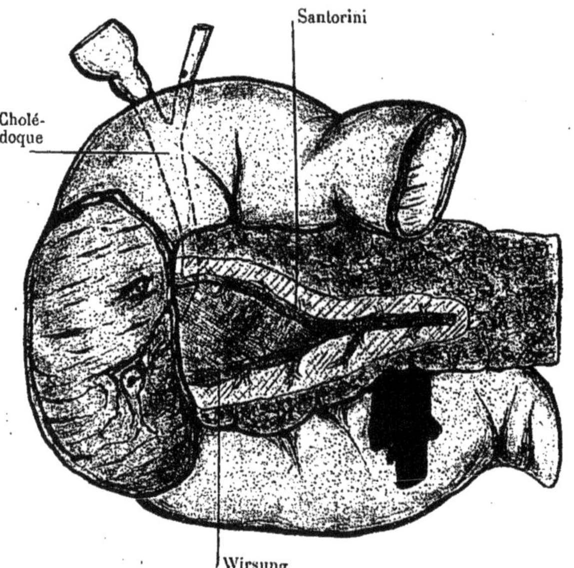

Fig. 8. — Le triangle d'infection pancréatique (d'après Desjardins).

tion pour l'infection d'origine canaliculaire, et que ce lieu d'élection est un triangle à base duodénale, à bord supérieur correspondant au Santorini, à bord inférieur correspondant au Wirsung, un véritable triangle d'infection du pancréas (fig. 8).

2° *D'origine biliaire.* — Dans le deuxième cas,

le reflux dans le Wirsung de la bile infectée et stagnante dans le cholédoque, fait constaté par de nombreux auteurs, permet facilement de concevoir une infection canaliculaire ascendante, non plus d'origine duodénale, mais cette fois d'origine biliaire.

Ainsi que le font remarquer MM. Quénu et Duval, on peut distinguer pour ce mode d'infection deux catégories de cas :

a) Les cas les plus fréquents où il y a *calcul du cholédoque*;

b) Les cas moins fréquents où il y a *une cholélithiase à évolution purement vésiculaire.*

à) *Cas avec calcul du cholédoque.* — Avec un calcul du cholédoque, arrêté dans le canal ou l'ayant franchi, ce qu'il importe surtout de considérer, c'est l'état du cholédoque lui-même. Lorsqu'il y a cholédocite intense, avec ulcération de la muqueuse, l'infection du pancréas par contiguïté, avec ou sans adénopathie juxtabiliaire intrapancréatique, se conçoit facilement et logiquement.

Mais lorsque le calcul du cholédoque ne s'accompagne pas de cholédocite secondaire, lorsque la cholélithiase ne provoque que des troubles mécaniques dans la circulation de la bile, il est difficile d'admettre l'infection grave du pancréas par contiguïté d'un canal lui-même peu infecté. Pour ces cas, l'infection canaliculaire ascendante d'origine duodénale semble plus naturelle; mais il faut tenir compte des conditions favorables créées par la présence d'un calcul dans le cholédoque.

L'infection ascendante doit étre aussi admise lorsque les voies biliaires élargies s'ouvrent béantes dans le duodénum.

Lorsqu'il y a calcul dans l'ampoule, l'infection du pancréas par la pénétration de la bile dans le canal de Wirsung est établie par des faits cliniques et expérimentaux.

b) *Cas de cholélithiase à évolution purement vésiculaire.* — Dans le cas de cholélithiase à évolution purement vésiculaire sans calcul de la voie biliaire principale, la pathogénie des pancréatites est plus difficile à expliquer. Aussi propose-t-on pour ces cas l'explication d'une infection pancréatique contemporaine de l'infection biliaire lithogène, d'une infection initiale hépato-pancréatique ; cette opinion, défendue par Desjardins dans sa thèse, semble très rationnelle, bien que la presque unanimité des auteurs soit actuellement d'avis que la pancréatite constatée au cours d'une lithiase biliaire soit une complication de l'affection hépatique.

2° **Pathogénie spéciale des variétés de pancréatite compliquant la lithiase biliaire.** — Enfin, pour être complet sur ce chapitre pathogénique toujours si difficile à établir, il faudrait rechercher, là comme ailleurs, les raisons qui, au cours d'une lithiase biliaire, entraînent à leur suite comme complication, tantôt une forme parenchymateuse ou interstitielle d'allure subaiguë ou chronique, tantôt une forme suppurative, tantôt une forme gangreneuse, tantôt enfin cette forme si particulière de l'hémorragie du pancréas avec cytostéatonécrose.

1° *Variétés parenchymateuse et interstitielle.* — Les deux premières variétés semblent s'expliquer par une infection canaliculaire atténuée.

2° *Variété gangreneuse.* — La forme gangreneuse s'explique par une invasion canaliculaire de microbes anaérobies capables de produire d'emblée des lésions gangreneuses.

3° *Forme suppurative.* — Tandis que la forme suppurative semblerait plutôt relever d'une infection par contiguïté.

4° *Pancréatite avec hémorragie et cytostéatonécrose.* — Quant aux pancréatites suraiguës avec hémorragie du pancréas et cytostéatonécrose, on tend à les expliquer par une autodigestion du suc pancréatique, les expérimentateurs incriminant la stéapsine et la trypsine dans la formation des hémorragies et des îlots de nécrose graisseuse.

Sous l'influence d'une lithiase biliaire, une lésion pancréatique secondaire se produit, qui permet au suc pancréatique de diffuser hors de ses voies naturelles, en sorte que, par sa trypsine, ce suc attaque la paroi des vaisseaux et provoque

les suffusions sanguines, les hémorragies parfois
collectées en hématomes qui donnent un caractère
si particulier à cette variété de pancréatite, en
même temps que, par sa stéapsine, il décompose la
graisse du tissu adipeux et produit la cytostéatonécrose disséminée dans toute la cavité abdominale
(Truhart). C'est là l'opinion générale, celle récem-
ment soutenue au Congrès de Liége par Hallion
en 1905 et par Chiari au Congrès international de
médecine de Lisbonne en 1906.

IV. — SYMPTOMATOLOGIE ET DIAGNOSTIC

1. — SYMPTOMATOLOGIE D'ENSEMBLE DES PANCRÉATITES COMPLIQUANT LA LITHIASE BILIAIRE

Par les exemples cliniques que nous avons donnés plus haut, on voit combien diffèrent les aspects sous lesquels peuvent se présenter ces complications pancréatiques de la lithiase biliaire. Néanmoins, quitte à revenir plus loin sur les symptômes propres à chaque variété, on peut essayer d'en donner une vue d'ensemble et d'en indiquer la séméiologie en prenant pour type la plus commune d'entre elles, l'inflammation simple du pancréas à allure subaiguë ou chronique. Cette séméiologie peut se résumer en un syndrome à la fois clinique et chimique.

1° Séméiologie clinique. — Le syndrome clinique, nous le trouverons dans la localisation de la douleur en un point bien particulier, dans les irradiations un peu spéciales de cette douleur, dans le caractère de l'ictère et des vomissements, enfin dans la possibilité de sentir une tumeur pancréatique.

Douleur. — La douleur, comme l'a bien montré Desjardins, au cours des pancréatites, est un peu différente du siège de la douleur hépatique. Elle

siège plus spécialement en un point situé sur la
ligne axillo-ombilicale droite, à une distance qui

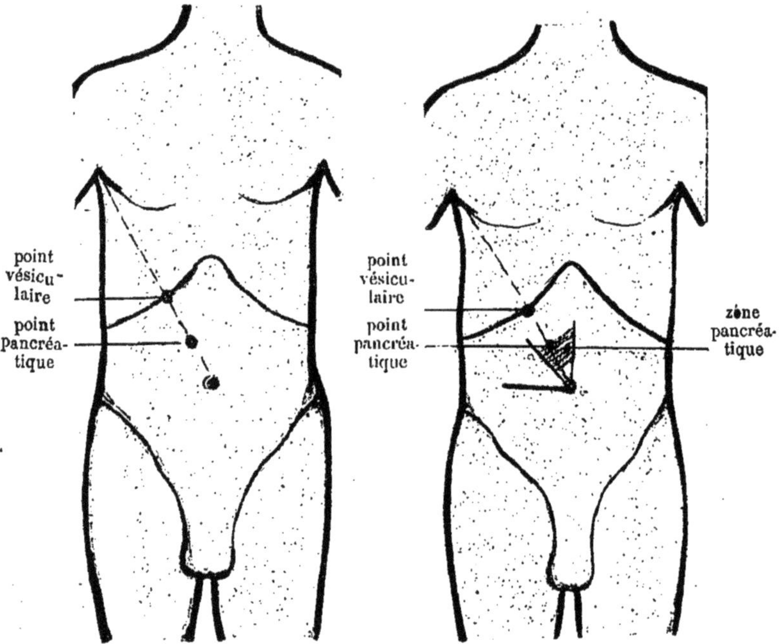

Fig. 9. — Le point pancréatique   Fig. 10. — La zone pancréatique
        de Desjardins.   de Chauffard.

varie entre 5, 6, 7 centimètres au-dessus de l'ombilic, 6 centimètres en moyenne, et qu'il a désigné
sous le nom de *point pancréatique* (fig. 9). C'est,
comme on le voit, un point situé sensiblement plus
haut et plus en dehors que le point appendiculaire,
sensiblement plus bas et plus en dedans que le

point vésiculaire. M. Chauffard pense que ce point correspond à une délimitation trop stricte et préfère donner comme point de repère clinique, tout en se conformant à la réalité anatomique, non plus un point, mais une région dont une construction géométrique très simple permet d'obtenir sur la paroi la projection et qu'il propose d'appeler la *zone pancréatico-cholédocienne* (fig. 10), c'est-à-dire l'espace correspondant à la tête du pancréas traversée ou longée par le cholédoque.

« Prenant l'ombilic comme point de repère et de ce point menant une verticale et une horizontale formant un angle droit dont le sommet correspond à l'ombilic, on trace la bissectrice de cet angle ; la zone pancréatico-cholédocienne est la zone comprise entre la ligne verticale et la ligne bissectrice de l'angle, zone dépassant par en haut une hauteur de 5 centimètres sur la bissectrice sans atteindre en bas tout à fait jusqu'à l'ombilic. »

Cette douleur n'a pas seulement comme particularité d'être réveillée en un point ou en une zone spéciale, comme nous venons de le voir, mais encore elle a pour caractère d'irradier, non point dans l'épaule droite comme dans le cas de colique hépatique, mais bien plutôt dans le dos, entre les deux épaules, ou même encore jusque dans l'épaule gauche.

Vomissements. — Nous ajouterons encore à

ce syndrome que les vomissements semblent y être plus fréquents qu'au cours de la colique hépatique simple.

Ictère. — L'ictère y est peut-être plus intermittent.

Tumeur. — Un seul signe clinique présente véritablement un caractère pathognomonique : c'est lorsque, par une palpation attentive de la glande pancréatique, on peut retrouver une tumeur.

Amaigrissement extrême. — Il faut encore ajouter, parmi les symptômes généraux, un amaigrissement considérable que M. Chauffard considère comme un des meilleurs signes de pancréatite compliquant la lithiase biliaire, avec, état corrélatif l'un de l'autre, l'abaissement très prononcé du coefficient d'utilisation des graisses, que l'examen des matières fécales, le syndrome coprologique, permet de mettre en évidence.

Séméiologie chimique. — En effet, comme le dit cet auteur, à côté de la séméiologie clinique, la séméiologie chimique est, pour le pancréas, au moins aussi importante qu'elle l'est pour le foie. Elle repose sur *l'analyse de l'urine* et *l'examen des matières fécales*.

Analyse des urines. — Sur l'examen des urines nous ne nous appesantirons point longtemps, parce qu'il semble, à l'heure actuelle, malgré le travail récent de Cammidge qui a eu un certain retentis-

sement en Angleterre, dans les cas opérés par
Mayo Robson, qu'il ne donne point tous les résultats que cet auteur avait permis d'en attendre.

Glycosurie. — Tout d'abord, nous dirons que la
glycosurie est rare dans ces pancréatites, proba-
blement parce que la pancréatite est presque toujours partielle et ne supprime point la fonction
glandulaire interne.

Épreuve du salol. — Je ne parlerai ensuite que
pour mémoire de l'épreuve du salol proposée par
Sahli, qui est aujourd'hui considérée comme de
nulle valeur.

Elle consiste en l'absorption d'un cachet de salol
par le malade, et dans la recherche dans ses urines
de l'acide salicylique ou phénique, le salol se dé-
doublant normalement dans l'intestin en ces deux
acides sous l'influence du pancréas. En cas d'absence de suc pancréatique, le salol ne se dédou-
blerait point.

On conçoit toutes les causes d'erreur d'un
pareil procédé ; il faut en effet que le salol absorbé
parvienne bien jusqu'à l'intestin, que la sécrétion
pancréatique, qui est intermittente, se produise à
ce moment, enfin que le rein soit perméable.

Procédé de Cammidge. — Si, dans un certain
nombre de cas de pancréatites, on a pu rencontrer
de la *lipurie*, fait signalé déjà depuis un certain
nombre d'années, en 1902 Opie chez un sujet
atteint de pancréatite aiguë, et M. H. W. Hewlett

dans les lésions pancréatiques expérimentales chez le chien, ont constaté la présence dans l'urine d'un ferment stéatolytique. Cammidge a complété cette étude et montré que l'analyse urinaire par la recherche de la glycérine pouvait permettre non seulement de reconnaître une lésion pancréatique, mais encore d'en préciser la nature.

Une des notes dominantes des perturbations métaboliques chez les sujets atteints d'une lésion du pancréas est la dissociation de la graisse en acides gras et glycérine ; aussi retrouve-t-on dans l'urine des pancréatiques une quantité anormale de glycérine puisée par le rein dans le sang circulant. Cela étant, l'auteur a basé sur la recherche de cette glycérine une méthode de diagnostic des affections pancréatiques qui consiste essentiellement à transformer la glycérine en glycérose par un acide minéral (azotique, chlorhydrique ou sulfurique), la présence de la glycérine étant ensuite décelée par l'apparition de cristaux microscopiques que donne ce corps avec la phénylhydrazine.

Dix centimètres cubes de l'urine à examiner, débarrassée du glucose et de l'albumine par les moyens usuels, sont filtrés, additionnés de 1 centimètre cube d'HCl concentré et portés à l'ébullition sur un bain de sable. On ajoute ensuite 10 centimètres cubes de l'urine primitive, filtrée et étendue de son volume d'eau distillée ; après refroidissement dans l'eau courante, on neutralise l'excédent d'acide en ajoutant progressivement 4 grammes de carbonate de plomb. Le filtrat, additionné de 2 grammes d'acétate de soude pulvérisé et de 75 centigrammes de chlorhydrate de phénylhydrazine, est ensuite porté à l'ébullition pendant trois ou quatre minutes sur le bain de sable.

Mis à refroidir dans un tube à essai, ce liquide, s'il renferme de la glycérine, laisse déposer un culot floconneux ; ce dépôt est complet au bout d'une à vingt-quatre heures, suivant la gravité des cas ; il se présente au microscope sous forme de cristaux jaunes agglomérés en rosace.

Cette réaction, désignée par l'auteur sous le nom de *réaction A*, n'est cependant pas l'apanage exclusif des urines pancréatiques ; on l'obtient également en l'absence de toute lésion du pancréas, dans certains cas où existe un mouvement actif de désintégration organique, dans le cancer ou la pneumonie par exemple.

Mais ici, au lieu d'opérer avec l'urine simplement filtrée, on se sert du liquide qui passe au filtre après qu'à deux volumes d'urine on a ajouté un volume d'une solution saturée de bichlorure de mercure ; la réaction ne se produit que s'il y a une lésion du pancréas.

L'expérience a même montré à Cammidge que la manipulation préparatoire par laquelle on commence cette seconde réaction, ou *réaction B*, empêche les cristaux caractéristiques de se former lorsque l'affection pancréatique est due à une simple inflammation aiguë ou chronique de l'organe, et c'est pour reconnaître ces cas particuliers que la réaction A mérite d'être conservée.

Quand les deux réactions donnent un résultat négatif, on peut, d'après l'auteur, conclure en toute certitude à l'absence d'une lésion du pancréas.

La présence de la réaction A, la réaction B étant négative, serait, d'après Cammidge, le signe constant d'une pancréatite en évolution, et constituerait le plus souvent une indication formelle de l'intervention chirurgicale.

En outre, suivant la rapidité avec laquelle les cristaux microscopiques se dissolvent dans une goutte d'acide sulfurique au tiers ajoutée sur la lame porte-objet, on peut distinguer deux cas : ou bien la dissolution est prompte et se fait en moins d'une demi-minute, on a alors affaire à une pancréatite aiguë; ou bien les cristaux mettent au moins une ou deux minutes à disparaître, et l'on se trouve en présence d'une inflammation chronique de l'organe.

Les réactions A et B ne se produisent avec la même urine que lorsqu'il s'agit d'un cancer du pancréas, généralement inopérable. La dissolution des cristaux dans l'acide sulfurique, en pareille occurrence, exige d'ordinaire de trois à cinq minutes. Parfois cependant la dissolution s'effectue plus rapidement, en une ou deux minutes ; on doit soupçonner, en ce cas, soit une pancréatite ancienne avec destruction étendue du parenchyme, soit, plus rarement, une affection extrapancréatique.

Telle est ou, plutôt, telles sont les réactions de Cammidge (1).

Analyse des fèces. — Les faits observés par Mayo Robson paraissent favorables à la méthode de Cammidge. Cependant ces recherches, d'après M. Chauffard, ont été presque immédiatement infirmées par MM. C. E. Ham et J. B. Cleland (2) qui considèrent la réaction de Cammidge comme artificielle et pouvant être obtenue avec une urine quelconque. Aussi, pour lui, la question reste-t-elle douteuse et, jusqu'à nouvel ordre, la chimie urinaire, dit-il, ne peut rien nous

____

(1) P. G. CAMMIDGE, The chemistry of the urine in diseases of the pancreas (*Lancet*, 19 mars 1904, p. 782, et *Semaine médicale*, 1904, p. 223).

(2) C. E. HAM et J. Benton CLELAND, On the socalled pancreatic reaction in the urine (*Lancet*, 14 mai 1904, p. 1378).

apprendre pour le diagnostic des pancréatites cholélithiasiques.

A ses yeux, « beaucoup plus importants sont les résultats que peut donner l'analyse chimique des fèces, surtout au point de vue de l'utilisation des graisses d'après la technique de René Gaultier. C'est un des meilleurs signes, dit-il, que l'on puisse attribuer aux pancréatites cholélithiasiques (1) ». De son côté, le professeur Terrier, dans la séance de la Société de chirurgie du 7 février 1906, est venu donner à notre méthode le témoignage de son autorité si compétente, en rapportant certains diagnostics de lithiase biliaire et d'affections pancréatiques qui avaient été faits par notre procédé d'analyse. Les cas du professeur Dieulafoy plaident encore éloquemment en faveur de cette méthode, et ceux que nous rapporterons de MM. Quénu et Duval, Gosset et Desjardins, etc., permettront au lecteur d'en apprécier par eux-mêmes les bons résultats.

J'en exposerai donc ici brièvement la technique, et montrerai les faits expérimentaux et cliniques sur lesquels elle s'appuie, de façon à pouvoir, par la suite, en donner les formules diagnostiques qui seront ainsi plus faciles à interpréter.

LE SYNDROME PANCRÉATICO-BILIAIRE D'APRÈS LA MÉ-THODE DE COPROLOGIE CLINIQUE DE RENÉ GAULTIER. —

____

(1) CHAUFFARD, *Semaine médicale*, janvier 1906.

« L'importance de l'examen clinique des fèces est depuis longtemps reconnue de tous. Sans vouloir remonter jusqu'au livre hippocratique des *Coaques*, nous trouverions maints exemples plus récents dans la littérature médicale pour soutenir cette opinion. Cependant, jusqu'à ces dernières années, nos connaissances à leur sujet sont demeurées bien restreintes. » Telle est la phrase que nous écrivions en tête de l'introduction de notre thèse où se retrouvent relatés, avec le souci d'avoir été le plus complet possible, les nombreux travaux accomplis sur ce sujet, dont quelques-uns seuls ont une application diagnostique.

On se préoccupe en effet très rarement, en clinique, de l'examen des fèces, et le plus souvent, sauf quelques cas particuliers, on déduit plutôt de la maladie existante ou présumée la composition des matières stercorales qu'on ne tire de cette composition un élément de diagnostic, comme on en tire un de l'analyse du suc gastrique. N'est-il pas évident cependant, par les nombreux travaux accumulés sur l'estomac et sur ses sécrétions, que l'examen du chyme retiré après repas d'épreuve a permis de mieux envisager l'étude des dyspepsies et de les mieux traiter.

Aussi, parallèlement aux découvertes successives qui se sont accomplies dans le domaine physiologique, les médecins, qui, de l'examen du résidu de la digestion stomacale, avaient tiré des

déductions cliniques et thérapeutiques des plus
utiles pour l'étude des dyspepsies gastriques, de-

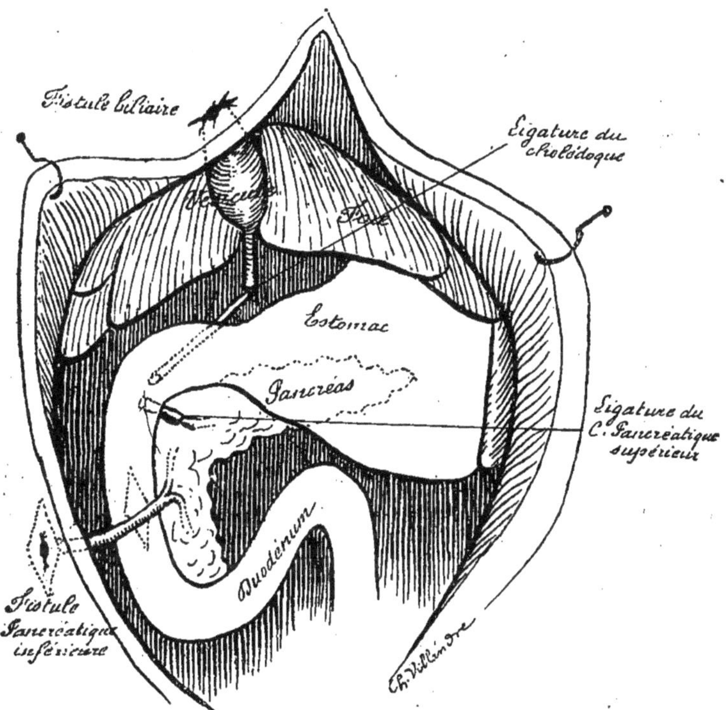

Fig. 11. — Figure montrant la dérivation hors de l'intestin
des sucs biliaires et pancréatiques, par la réalisation expéri-
mentale, chez le chien, d'une double fistule de la vésicule et
du canal de Wirsung pour l'étude du syndrome pancréatico-
biliaire par l'examen des fèces.

mandèrent-ils à l'analyse du résidu de la digestion
intestinale des renseignements analogues pour
l'étude des maladies de l'intestin ; et ainsi se sont

développées des méthodes nouvelles, dont notre méthode de *coprologie clinique* est le type, qui permettent facilement d'apprécier la valeur fonctionnelle de cet organe.

Qu'est cette méthode? En quoi consiste-t-elle? Et quelles sont ses applications?

Tels sont les trois points que nous allons passer en revue. *Ce qu'est cette méthode?* Elle est un procédé d'exploration des organes digestifs, nous donnant des renseignements sur leur capacité physiologique. Elle est un moyen analogue à ceux qui nous font connaître l'élaboration de la molécule urinaire par le rein (cryoscopie) ; elle est un moyen analogue à ceux qui nous apprennent le travail effectif de la muqueuse stomacale (chimisme gastrique).

Notre méthode a en effet pour but, connaissant les ingesta, d'étudier spécialement dans les excreta les résidus alimentaires, de façon à calculer leur utilisation intestinale, c'est-à-dire le travail effectif de l'intestin, et d'en tirer les conclusions diagnostiques de telle ou telle affection.

Voilà, d'une façon générale, quelle est la portée de cette méthode.

En quoi consiste-t-elle? Tel est le second point que nous avons maintenant à envisager.

Elle diffère totalement des anciennes méthodes d'examen des fèces, qui ne cherchaient qu'à établir, d'une façon analytique, les principes constituants d'une selle donnée dans un cas pathologique déterminé, sans tenir aucun compte des ingesta et, par suite, des nombreuses modifications que leur plus ou moins grande abondance ou que leur préparation culinaire différente font subir aux organes digestifs chargés de les transformer et de les assimiler ; telles sont les méthodes d'analyse chimique d'Hoppe-Seyler, ou les méthodes d'analyse microscopique de von Jackhs.

Elle est également plus spécialisée que la méthode physiologique de l'école de Vienne qui, abandonnant l'analyse minutieuse des divers principes de telle ou telle selle pathologique, comme le faisait la méthode précédente, examine, au contraire, en bloc, en ne considérant que les cendres et les résidus des protéiques, des hydrates de carbone et des graisses, le rendement digestif de tel ou tel individu, dans le but de connaître son mode de nutrition ou de déterminer son coefficient d'absorption intestinale.

Notre méthode de coprologie clinique part d'un repas logiquement composé, mettant en jeu l'activité spéciale des différentes glandes intestinales dont on désire connaître la valeur fonctionnelle. D'autre part, elle utilise un moyen commode de délimiter aussi exactement que possible les résidus fécaux correspondant à ce repas.

La composition du repas d'épreuve doit être

telle qu'elle corresponde à la capacité digestive d'un intestin d'homme normal, et qu'en cas de bonne digestion on ne retrouve qu'avec peine des aliments ingérés sous la forme où ils ont été donnés, qu'ils soient tous transformés et pour la plupart utilisés, en sorte que leur degré d'utilisation nous renseigne sur le fonctionnement de l'intestin et de ses glandes.

Quant au mode de délimitation des. fèces, il n'est autre que l'emploi de la poudre de carmin mélangée au repas d'épreuve et que l'on administre sous forme de cachet au commencement et à la fin du repas, en sorte qu'il est facile de reconnaître d'avec les autres garde-robes les matières colorées en rouge par le carmin et qui correspondent au repas d'épreuve.

Les fèces ainsi délimitées, recueillies, sont examinées au point de vue physiologique de la durée de la traversée digestive, au point. de vue de leurs caractères physiques généraux, aux points de vue macroscopique, microscopique, chimique, au besoin bactériologique suivant un modèle d'analyse préétabli (1); et du syndrome coprologique ainsi constaté peuvent être tirées des conclusions diagnostiques suivant des *formules* au préalable déterminées par l'observation clinique et l'expérimentation.

(1) Voy. René Gaultier, Précis de coprologie clinique. Paris, 1907.

I. Formule coprologique du déficit biliaire. — Quand il y a absence ou seulement diminution de bile dans l'intestin (fig. 12).

1° La durée de la traversée digestive est allongée, et cela dans des proportions variables avec cette diminution.

2° Le rapport du poids des fèces sèches au

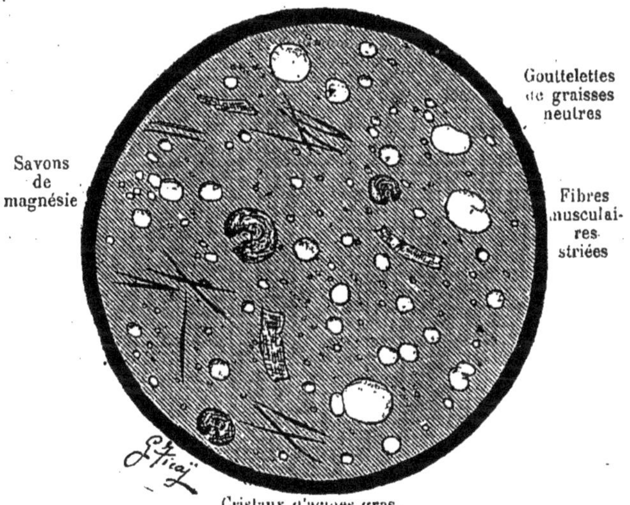

Fig. 12. — Schéma d'un examen microscopique de fèces dans un cas de déficit biliaire.

poids des fèces fraîches est modifié; il y a diminution de la quantité d'eau avec augmentation du poids des substances sèches.

3° La réaction des fèces est acide.

4° La quantité de graisses (G) d'un repas d'épreuve est beaucoup moins utilisée; plus d'un tiers est en effet excrété, et cela sous une forme différente de la normale, puisqu'il y a plus de moitié de graisses neutres (GN) par rapport aux graisses dédoublées : acides gras (AG) et savons (S).

5° Les hydrates de carbone (H. de C.), par contre, eux, ne subissent aucune modification dans leur utilisation normale.

6° Les albuminoïdes excrétés sont augmentés dans les proportions de 13 à 17 p. 100 exprimées en Az total; — avec un repas d'épreuve logiquement composé, on ne trouve ni albumine ni albumose et la méthode de digestion secondaire de Schmidt reste négative.

7° Enfin il y a une décoloration des matières plus ou moins prononcée, due à la diminution des pigments biliaires décelables par une réaction de Gmelin nulle ou peu marquée.

II. Formule coprologique du déficit pancréatique. — L'absence de l'apport du suc pancréatique dans l'intestin se manifeste de la façon suivante (fig. 13) :

1° Durée de la traversée digestive raccourcie.

2° Augmentation de la quantité d'eau des fèces et diminution du poids des substances sèches.

3° Réaction neutre ou alcaline par putréfaction des albuminoïdes non digérés.

4° Avec un repas d'épreuve, la quantité de graisses (G) des fèces est considérablement augmentée; plus des deux tiers des graisses alimentaires ne sont point utilisés et, parmi ces graisses excrétées, on retrouve près des trois quarts des graisses neutres (GN) non dédoublés.

5° Les hydrates de carbone (H. de C.), par contre, sont relativement bien utilisés; à peine l'épreuve de fermentation donne-t-elle un petit dégagement de gaz.

. 6° Mais l'Az total est augmenté dans les propor-

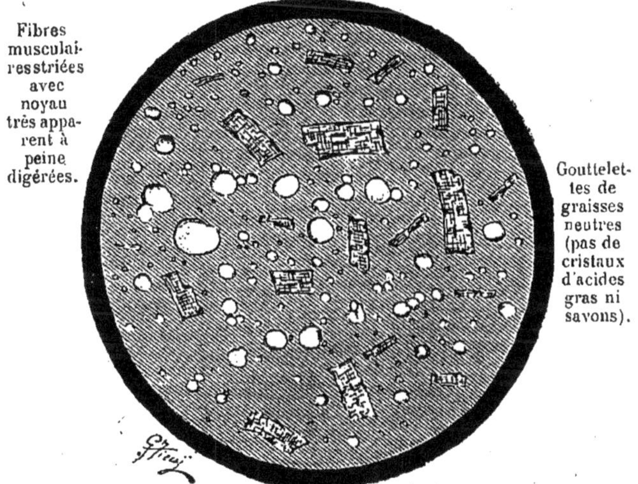

Fig. 13. — Schéma d'un examen microscopique de fèces dans un cas de déficit pancréatique.

tions de 26 à 33 p. 100, tandis qu'on ne retrouve ni albumine ni albumose et que l'épreuve de la digestion secondaire de Schmidt reste négative.

Des formules ci-dessus faisons maintenant les *applications au diagnostic du déficit pancréa-tico-biliaire.*

Pour cela, nous ne saurions mieux faire que de rapporter quelques exemples de notre pratique personnelle, qui en exposeront tout d'abord au lecteur les résultats plus loin schématisés.

a. Rétention biliaire par compression du cholédoque au cours d'une pancréatite chronique; cholécystectomie; drainage de l'hépatique. Mort. (Observation du professeur Terrier, *Société de chirurgie*, 7 févr. 1906.)

ANALYSE DES FÈCES.

Date : 13 juillet 1905.
Noms :
Age :

Repas d'épreuve.

Pain	100 gr.
Viande de bœuf..	60 —
Beurre	30 —
Lait	500 —
Pommes de terre.	200 —

Poids de ces divers aliments proportionnés, suivant les recherches à faire, d'après un repas d'épreuve type (1).

Manière de recueillir les fèces correspondant à ce repas donné. — A jeun depuis la veille au soir, le malade devra prendre un repas d'épreuve le matin en une fois, et en même temps, au commencement et à la fin du repas, un cachet de poudre de carmin de $0^{gr},20$. Laisser six à huit heures d'intervalle entre ce repas et le suivant.

Le malade devra faire recueillir, indépendamment de l'urine, toutes les fèces rouges ou roses, en notant exactement le moment d'apparition de la première et le moment de disparition de la dernière selle colorée; il devra noter de même l'heure du repas.

La totalité des matières fécales rouges ainsi recueillies est déposée dans un vase hermétiquement clos et transportée de suite au laboratoire d'analyses.

(1) Voy. *Précis de coprologie*, p. 315.

I. — Durée de la traversée digestive : 47 heures.

II. — Caractères physiques.

	État normal.	Fèces analysées.
Poids	Avec le repas précédent, environ 100 gr. de fèces sèches chez l'adulte (peu important du reste).	128 gr.
Consistance......	Ferme.	Molle.
Forme	Moulée.	
Odeur...........	*Sui generis.*	Putridité prononcée.

III. — Caractères macroscopiques.

	État normal.	Fèces analysées.
Restes de nourriture..........	Néant.	0.
Produits pathologiques de l'intestin	Néant.	0.
a) Glaires.......	»	0.
b) Pus.........	»	0.
c) Sang........	»	0.
d) Membranes..	»	0.
e) Débris de tuméurs.......	»	0.
f) Vers intestinaux........	»	0.
g) Coprolithes..	»	0.
h) Entérolithes .	»	0.
i) Calculs biliaires..........	»	0.

IV. — Examen microscopique.

	État normal.	Fèces analysées.
Cellules végétales.	Traces.	»
Fibres musculaires.	»	En grande abondance, ainsi que blocs d'albumine coagulée.
Tissu conjonctif..	»	Quelques faisceaux.
Graisses.........	»	En quantité considérable.
a) G. N........	»	Surtout à l'état de gouttelettes de graisses neutres.
b) A. G........	»	Quelques acides gras.
c) S..........	»	Quelques savons de chaux jaunes, difficiles à distinguer au milieu des amas de gouttelettes graisseuses.
Globules rouges..	0.	0.
Globules blancs..	Peu nombreux.	0.
Cellules épithéliales.........	Rares.	0.
Cristaux (autres que cristaux d'acides gras).....	Traces.	Traces.
a) Phosphate ammoniaco-	»	Quelques cristaux de phosphate am-

	État normal.	Fèces analysées.
magnésien.		moniaco-magnésien.
b) Phosphate de chaux.......	»	0.
c) Oxalate de chaux.......	»	0.
d) Cholestérine.	»	0.
e) Cristaux d'hématoïdine (pouvant former des concrétions).....	»	0.

V. — Examen chimique.

	État normal.	Fèces analysées.
Réaction	Neutre.	Alcaline.
Rapport du poids des substances sèches au poids des substances fraîches.	78 p. 100 eau, 22 p. 100 substances sèches.	35 p. 100 eau, 15 p. 100 substances sèches.
Utilisation des graisses.		
Poids des G. excrétées p. 100..	4 à 5 p. 100.	62 p. 100.
Rapport des G. N. aux graisses dédoublées p. 100.	1/4 G. N., 3/4 G. dédoublées.	
a) G. N........	24,2 p. 100.	71 p. 100 G. N.
b) A. G........	38,2 p. 100.	23 p. 100 A. G.
c) S..........	37,8 p. 100.	6 p. 100 S.

	État normal.	Fèces analysées.
Utilisation des H. de C.		
Méthode de sac-charification...	Néant.	Bonne utilisation.
Méthode de fer-mentation.....	»	»
Utilisation des albuminoïdes.		
a) Azote total....	4 à 5 p. 100.	27 p. 100.
b) Analyse quali-tative de l'albu-mine.........	Néant.	Néant.
c) Analyse quan-titative de l'al-bumine	»	»
d) Méthode de di-gestion secon-daire..........	»	
Accessoirement.		
Mucine..........	»	»
Leucine.........	»	»
Tyrosine	»	»
Indol, phénol....	»	»
Gaz.............	»	»
Enzymes........	»	»
Pigments biliaires.	»	»
Matières coloran-tes du sang....	»	»
Concrétions......	»	»

VI. — Examen bactériologique.

VII. — Résumé et conclusions.

Dans cette analyse de fèces, on voit :

1º Que la durée de la traversée digestive est à peu près normale, un peu plus longue toutefois (47 heures).

2º Que le rapport du poids des substances sèches au poids des substances fraîches est, par contre, notablement diminué, double constatation qui traduit un état de diarrhée relative.

3º La putridité des fèces est considérable.

4º La réaction est franchement alcaline.

5º L'examen microscopique montre la présence de nombreuses fibres musculaires mal digérées.

6º Et surtout une extraordinaire abondance de gouttelettes de graisse facilement reconnaissables par les réactifs histochimiques, comme composées en majorité de graisses neutres.

7º Cet examen chimique indique, en effet, une utilisation incomplète de ces deux ordres d'aliments ; la quantité d'azote total est très au-dessus de la normale et la quantité des graisses excrétées est énorme, puisque près des deux tiers se retrouvent dans les fèces, et cela principalement sous la forme de graisses neutres. On peut en conclure que le trouble apporté dans le retard de l'évacuation, c'est-à-dire dans le fonctionnement moteur de l'intestin, par l'absence de bile, dont l'action se fait sentir par une mauvaise utilisation des graisses et des albuminoïdes, est considérablement augmenté par une diminution notable de la sécrétion pancréatique. Cette dernière est accusée par :

La diarrhée relative ;

La putridité des fèces ;

La réaction alcaline (par putréfaction des albuminoïdes mal digérés) ;

L'augmentation notable des aliments azotés, et surtout la non-transformation des aliments gras qui apparaissent presque tout entiers sous la forme de graisses neutres microscopiquement et chimiquement des plus caractéristiques.

Nous pouvons donc dire qu'à l'absence totale de bile dans l'intestin est surajoutée une *diminution notable de suc pancréatique*, ne permettant pas toutefois de penser à une altération totale de la glande, mais suffisante pour songer à une altération partielle, ou plus simplement à une réaction inflammatoire, comme on en rencontre au cours de l'ictère catarrhal.

b. PANCRÉATITE ET LITHIASE BILIAIRE. (Observation de MM. QUÉNU et DUVAL) (1).

ANALYSE DES FÉCES.

Date : 27 janvier 1905.

Noms :

Age :

Repas d'épreuve.
 Pain.......... 100 gr.
 Beurre........ 25 —
 Lait.......... 200 —

Manière de recueillir les fèces correspondant à ce repas donné. — A jeun depuis la veille au soir, le malade devra prendre un repas d'épreuve le matin en une fois et en même temps, au commencement et à la fin du repas, un cachet de poudre de carmin de 0^{gr},20. Laisser six à huit heures d'intervalle entre ce repas et le suivant.

Le malade devra faire recueillir, indépendamment de l'urine, toutes les fèces rouges ou roses, en notant exactement le moment d'apparition de la première et le moment de disparition de la dernière selle colorée ; il devra noter de même l'heure du repas.

La totalité des matières fécales rouges ainsi recueillies est déposée dans un vase hermétiquement clos et transportée de suite au laboratoire d'analyses.

(1) QUÉNU et DUVAL, *Revue de chirurgie,* oct. 1905.

I. — Durée de la traversée digestive :

II. — Caractères physiques.

	État normal.	Fèces analysées.
Poids............	Avec le repas précédent, environ 60 grammes.	113 grammes.
Consistance......	Ferme.	Pommadeuse.
Forme	Moulée.	En boules.
Odeur..........	*Sui generis.*	Nauséabonde.

III. — Caractères macroscopiques.

	État normal.	Fèces analysées.
Restes de nourriture.	Néant.	Graisses en grande abondance.
Produits pathologiques de l'intestin	»	»
a) Glaires......	»	»
b) Pus.........	»	»
c) Sang........	»	»
d) Membranes..	»	»
e) Débris de tumeurs.......	»	»
f) Vers intestinaux........	»	»
g) Coprolithes..	»	»
h) Entérolithes.	»	»
i) Calculs biliaires.......	»	»

IV. — EXAMEN MICROSCOPIQUE.

	État normal.	Fèces analysées.
Cellules végétales.	Traces.	»
Fibres musculaires....	»	»
Tissu conjonctif..	»	»
Graisses.........	»	Grande abond.
G. N.........	»	Gouttelettes de G. N. en grande quantité.
A. G.........	»	Nombreux cristaux aciculés.
S.............	»	Plaques de savons en grande abondance.
Globules rouges..	»	»
Globules blancs..	Peu nombreux.	»
Cellules épithéliales..	Rares.	»
Cristaux (autres que cristaux d'acides gras).....	Traces.	»
a) Phosphate ammoniaco-magnésien...	»	»
b) Phosphate de chaux.......	»	»
c) Oxalate de chaux.......	»	»
d) Cholestérine.	»	»
e) Cristaux d'hématoïdine (pouvant former des concrétions).....	»	»

V. — EXAMEN CHIMIQUE.

	État normal.	Fèces analysées.
Réaction	Neutre.	Légèrement acide.
Rapport du poids des substances sèches au poids des substances fraîches.	78 p. 100 eau, 22 p. 100 substances sèches.	60 p. 100 eau, 40 p. 100 substances sèches.
Utilisation des graisses.		
Poids des G. excrétées	4 à 5 p. 100.	21,5 p. 100.
Rapport des G. N. aux graisses dédoublées p. 100.	»	»
a) G. N.	24,2 p. 100.	84,9 p. 100.
b) A. G........	38,2 p. 100.	9,5 p. 100.
c) S..........	37,8 p. 100.	3,7 p. 100.
Utilisation des H. de C.		
Méthode de saccharification.	Néant.	Léger dégagement de gaz.
Méthode de fermentation.....	»	»
Utilisation des albuminoïdes.		
a) Azote total..	4 à 5 p. 100.	»
b) Analyse qualitative de l'albumine	»	»

	État normal.	Fèces analysées.
c) Analyse quantitative de l'albumine	»	»
d) Méthode de digestion secondaire.....	»	»
Accessoirement.		
Pigments biliaires.	»	Réaction de Gmelin diminuée.
Mucine..........	»	»
Leucine.........	»	»
Tyrosine, etc.....	»	»

VI. — Examen bactériologique.
VII. — Résumé et conclusions.

De l'examen de ces matières on peut conclure :

D'une part, que l'aspect graisseux des matières et la grande quantité de graisses que l'on constate en effet, microscopiquement et chimiquement, prouvent surabondamment, avec la diminution de la réaction de Gmelin et la légère acidité des fèces, que l'apport de la bile dans l'intestin est fortement diminué.

D'autre part, les proportions dans lesquelles, chimiquement, se montrent les diverses parties constituantes des graisses excrétées, le rapport du poids des substances sèches au poids des substances fraîches, et enfin la légère réaction de l'épreuve de fermentation prouvent également avec netteté que *l'action pancréatique est amoindrie.*

c. Calcul enchatonné au niveau de l'ampoule de Vater, obstruant le cholédoque et le canal de Wirsung. — Pancréatite consécutive. — Mort. (Observation du professeur Dieulafoy.)

ANALYSE DES FÈCES.

Date : décembre 1906.

Noms : N° 1, salle Sainte-Jeanne (Hôtel-Dieu).

Age :

Repas d'épreuve.
- Pain............... 100 gr.
- Viande de bœuf .... 40 —
- Beurre............. 20 —
- Lait .... 300 —
- Pommes de terre.... 100 —

Manière de recueillir les fèces correspondant à ce repas donné. — A jeun depuis la veille au soir, le malade devra prendre un repas d'épreuve le matin en une fois et en même temps, au commencement et à la fin du repas, un cachet de poudre de carmin de $0^{gr},20$. Laisser six à huit heures d'intervalle entre ce repas et le suivant.

Le malade devra faire recueillir, indépendamment de l'urine, toutes les fèces rouges ou roses, en notant exactement le moment d'apparition de la première et le moment de disparition de la dernière selle colorée ; il devra noter de même l'heure du repas.

La totalité des matières fécales rouges ainsi recueillies est déposée dans un vase hermétiquement clos et transportée de suite au laboratoire d'analyses.

I. — DURÉE DE LA TRAVERSÉE DIGESTIVE : 17 heures.

II. — CARACTÈRES PHYSIQUES.

	État normal.	Fèces analysées.
Poids............	Avec le repas précédent environ 100 gr. ae fèces fraîches (peu important du reste).	175 gr.
Consistance......	Ferme.	Pâteuse.
Forme	Moulée.	Incohérente.
Odeur..........	*Sui generis.*	Putride.

III. — Caractères macroscopiques.

	État normal.	Fèces analysées.
Restes de nourriture.	Néant.	En grande abondance, graisses et débris de fibres musculaires.
Produits pathologiques de l'intestin.	»	Peu.
a) Glaires	»	Quelques glaires.
b) Pus	»	0.
c) Sang	»	0.
d) Membranes	»	0.
e) Débris de tumeurs	»	0.
f) Vers intestinaux	»	0.
g) Coprolithes	»	0.
h) Entérolithes	»	0.
i) Calculs biliaires	»	0.

IV. — Examen microscopique.

	État normal.	Fèces analysées.
Cellules végétales.	Traces.	Très peu de grains d'amidon de pomme de terre ou de débris de pain non digérés.

	État normal.	Fèces analysées.
Fibres musculai-res.	»	Grande abondance de fibres musculaires non digérées.
Tissu conjonctif..	»	»
Graisses.........	»	Quantité énorme de graisses non transformées composées exclusivement de gouttelettes de G. N.
a) G. N........	»	
b) A. G.........	»	Pas de A. G.
c) S...........	»	Ni de S.
Globules rouges..	0.	0.
Globules blancs..	Peu nombreux.	0.
Cellules épithé-liales.........	»	0.
Cristaux (autres que cristaux d'a-cides gras).....	»	Quelques cristaux.
a) Phosphate ammoniaco-magnésien...	»	»
b) Phosphate de chaux.......	»	»
c) Oxalate de chaux.......	»	»
d) Cholestérine.	»	»
e) Cristaux d'hé-matoïdine.	»	Quelques cristaux très rares.

V. — Examen chimique.

	État normal.	Fèces analysées.
Réaction	Neutre.	Alcaline.
Rapport du poids des substances sèches au poids des substances fraîches.	78 p. 100 eau, 22 p. 100 substances sèches.	69 p. 100 eau, 31 p. 100 substances sèches.
Utilisation des graisses.		
Poids des graisses excrétées p. 100.	4 à 5 p. 100.	82 p. 100.
Rapport des G. N. aux graisses dédoublées p. 100.	1/4 G. N., 3/4 graisses dédoublées.	Plus des 3/4 G. N.; à peine 1/4 de graisses dédoublées.
a) G. N........	24,2 p. 100.	87 p. 100 G. N.
b) A. G........	38,2 p. 100.	7 p. 100 A. G.
c) S..........	37,8 p. 100.	6 p. 100 S.
Utilisation des H. de C.		
Méthode de saccharification...	Néant.	Assez bonne.
Méthode de fermentation.....	»	Peu considérable.
Utilisation des albuminoïdes.		
a) Azote total....	4 à 5 p. 100.	31 p. 100.
b) Analyse qualitative de l'albumine.........	Néant.	0.

	État normal.	Fèces analysées.
c) Analyse quantitative de l'albumine.........	»	0.
d) Méthode de digestion secondaire.........	»	»
Accessoirement.		
Mucine.........	Néant.	Réaction très nette.
Leucine.........	»	Présence.
Tyrosine.........	»	»
Indol, phénol....	»	»
Gaz............	»	»
Enzymes........	»	»
Pigments biliaires.	»	Pas de réaction avec le sublimé.
Matières colorantes du sang.	»	0.
Concrétions......	»	0.

VI. — Examen bactériologique.

Après la centrifugation successive dans l'eau et l'alcool suivant la méthode de Strassbürger, l'examen sur lamelles par les colorants usuels a montré une flore microbienne nombreuse et variée sans bactéries spécifiques.

VII. — Résumé et conclusions.

En résumé, nous constatons : la durée de la traversée digestive raccourcie ; à l'examen macroscopique et surtout à l'examen microscopique, une grande abondance des résidus alimentaires portant sur les fibres musculaires et les graisses ; les résidus de ces dernières sont constitués par d'innombrables gouttelettes de graisse neutre, de toute dimension, sans acides gras ni savons. A l'examen chimique on note la réaction alcaline, l'augmentation des substances sèches, la non-utilisation des graisses dans des proportions considérables, leur non-dédoublement, la mauvaise utilisation des albuminoïdes, l'utilisation encore bonne des hydrates de carbone, l'absence de pigments biliaires.

En sorte que nous pouvons conclure, en nous basant sur ces différents signes coprologiques, en nous appuyant sur l'analyse quantitative et surtout sur l'analyse qualitative des graisses nous montrant à la fois une *stéarrhée* et une *hypostéatolyse* considérables, qu'à la fonction biliaire supprimée, comme le montre nettement l'examen clinique, se surajoute une *suppression quasi totale de la fonction pancréatique.*

Ainsi, voici trois cas qui montrent très nettement de quelle façon, d'après notre technique (*repas d'épreuve dont on titre la teneur en graisses, coloration par le carmin de la masse fécale correspondant au repas d'épreuve, comparaison du poids des graisses contenues dans le repas d'épreuve et des graisses rejetées dans les fèces, et enfin distinction centésimale entre les diverses graisses éliminées*), on peut arriver au diagnostic presque certain des affections pancréatiques secondaires à la cholélithiase.

« En effet, on voit par ces exemples que, pour la distinction entre le *déficit biliaire* et le *déficit pancréatique*, l'important, dans l'examen des

matières fécales, est non seulement la constatation
de la *stéatorrhée* qui ne traduit qu'un défaut
global d'utilisation des graisses, trop rapproché
dans les deux cas pour qu'on puisse tabler sur
lui, mais surtout de l'*hypostéatolyse* qui traduit
un défaut de dédoublement des graisses que l'analyse chimique *qualitative* permet seule de constater (1). »

Telles sont les différentes données séméiolo-
giques sur lesquelles repose le *diagnostic posi-
tif* des pancréatites en général.

2. — SYMPTOMATOLOGIE SPÉCIALE DES DIVERSES PAN-
CRÉATITES POUVANT COMPLIQUER LA LITHIASE BI-
LIAIRE.

**Pancréatites parenchymateuses et intersti-
tielles, dites, en clinique, pancréatites chroniques.** — C'est à ces pancréatites que s'applique,
comme nous l'avons dit plus haut, la séméiologie clinique et chimique précédemment exposée. Nous avons vu sur quels syndromes on
peut s'appuyer pour indiquer la participation
du pancréas à l'affection des voies biliaires.

Pour pousser plus loin le diagnostic, il faudrait encore discuter toutes les possibilités d'une
affection pancréatique indépendante de la lithiase
et évoluant à côté d'elle. C'est là, il faut bien le

(1) Terrier, *Société de chirurgie*, 7 février 1906, p. 171.

dire, le plus souvent une pure question d'appréciation individuelle, pour laquelle il est, par conséquent, impossible d'établir des règles générales.

Toutefois, ce sera sur les symptômes généraux qu'on s'appuiera pour rejeter l'idée d'un *cancer de la tête du pancréas* amenant la rétention biliaire et simulant le syndrome pancréaticobiliaire de la pancréatite lithiasique. En effet, dans le cas de cancer, on constate le plus souvent, avec un amaigrissement considérable, souvent même excessif, une anémie manifeste qui traduit l'atteinte cancéreuse de l'organisme. Ajoutons que, dans ces cas, la rétention biliaire s'accompagne le plus souvent de distension de la vésicule et que l'ictère, au lieu de se montrer brusquement, précédé de violentes coliques, présente plutôt un début insidieux et beaucoup moins douloureux.

Une *lithiase pancréatique* avec rétention biliaire secondaire par compression calculeuse du canal cholédoque à son point commun d'abouchement dans l'ampoule de Vater peut également simuler une pancréatite compliquant la lithiase biliaire, car elle reproduit, elle aussi, le syndrome pancréatico-biliaire ; toutefois, si l'on peut assister à une crise de colique pancréatique, il y a une petite différence à établir entre elle et la crise de colique hépatique ; le siège des douleurs au point ou dans la zone pancréatique que nous avons indiqués plus haut, les irradiations de cette douleur à gauche, le long de l'arc costal jusqu'à la colonne vertébrale et l'omoplate diffèrent assez du siège vésiculaire et de l'irradiation à l'épaule droite de la colique hépatique, pour que le diagnostic puisse être au moins présumé, sinon établi d'une façon absolue.

· Au reste, cette question de diagnostic différentiel est de minime importance, puisque, comme nous le verrons plus loin, le pronostic reste le même tant que persiste le syndrome pancréatico-biliaire, et que, quand le diagnostic en est posé, quelle que soit la cause anatomique qui le détermine, les indications thérapeutiques ne sauraient varier.

· **Pancréatites suppuratives et gangreneuses, dites, en clinique, pancréatites aiguës.** — Le diagnostic des pancréatites suppurées ou gangreneuses repose, nous l'avons vu (p. 17), sur un ensemble de symptômes plus ou moins certains. Ce sont : la fièvre, les douleurs brusques épigastriques ou plus exactement dans la zone pancréatique, le dégoût des aliments, les vomissements, les hoquets, la diarrhée argileuse ou muqueuse, quelquefois sanglante avec tympanisme abdominal plus ou moins marqué. .

A la rigueur, ces symptômes pourraient faire confondre ces pancréatites avec des *abcès rétrogastriques* dus à une perforation d'ulcère de l'estomac ou du duodénum, si le syndrome pancréatico-biliaire ne permettait aisément d'en faire le diagnostic différentiel (1), si on peut le pratiquer chez le malade avant l'intervention qui s'impose hâtivement.

Pancréatites avec hémorragie du pancréas et cytostéatonécrose, dites, en clinique, pancréatites hémorragiques. — C'est ce même syndrome pancréatico-biliaire qui permettra le diagnostic d'une pancréatite hémorragique que l'on pourrait confondre avec une *occlusion intestinale aiguë*, une *perforation d'un ulcère gastrique ou duodénal*, une *appendicite perforante avec péritonite généralisée*, une *cholécystite gangreneuse*, ou une *perforation de la vésicule biliaire*.

« L'occlusion aiguë est en effet cliniquement presque impossible à distinguer et, dans l'immense majorité des cas, c'est avec ce diagnostic que l'on opère. L'ulcère gastrique ou duodénal perforé peut parfois être reconnu grâce à l'existence de troubles gastriques antérieurs, d'hématémèse ou de melæna, grâce aussi à la disparition de la matité hépatique, symptôme de première importance lorsqu'il n'existe pas de ballonnement trop considérable. L'appendicite perforante est bien difficile à diagnostiquer,

____

(1) Depuis que ce volume est à l'impression, à la Société de chirurgie MM. Guinard, Monod, Delbet, Quénu ont soulevé la discussion de ce diagnostic (Voy. *Société de chirurgie*, 20 février 1907, 13 mars 1907, 17 avril 1907).

puisque, dans la majorité des cas, la douleur, au moins au début, est péri-ombilicale ou même franchement épigastrique; cependant la localisa-tion secondaire de la douleur dans la fosse iliaque droite serait un bon argument en faveur de l'appendicite. Dans la cholécystite gangreneuse ou la perforation de la vésicule, la douleur et le maximum de défense musculaire correspondent au rebord costal droit et à la partie supérieure du grand droit de l'abdomen (1). »

Mais il n'est pas besoin d'insister pour montrer que ces diagnostics différentiels sont le plus sou-vent illusoires. Aussi, en présence d'une lithiase biliaire, est-il prudent de rechercher toujours avec soin si le pancréas est indemne, ou s'il participe à titre de complication quelconque à l'infection des voies biliaires, car, le syndrome pancréatico-biliaire reconnu, le pronostic de la lithiase est tout différent et l'indication thérapeutique qui en découle ne permet guère d'hésiter sur le choix du traitement.

(1) Lecène et Lenormant, *Revue de gynécologie et de chirurgie abdominale*, décembre 1906, n° 6.

V. — PRONOSTIC

D'après tout ce que nous venons de dire des pancréatites compliquant la lithiase biliaire, il semble inutile d'insister plus longtemps pour montrer l'importance, au point de vue du pronostic, de la connaissance du syndrome pancréatico-biliaire. Néanmoins, nous voulons encore ici, par l'exposé de deux observations, montrer comment l'examen coprologique, qui permet de poser le diagnostic de la complication, permet également d'en indiquer le pronostic.

Nous empruntons la première à M. le Dr Chauffard.

Pancréatite et lithiase biliaire. [Observation de M. le Dr Chauffard (1).] — Analyse faite par M. Bagros, interne en pharmacie du service, d'après la technique de Gaultier.
Première analyse, avant l'opération :

	Échantillon.	Normale.	Fonction biliaire supprimée.	Fonction pancréatique supprimée.
Graisses utilisées p. 100.........	39,2	95-96	60	15-30
Graisses excrétées p. 100.........	60,8	5-4	40	85-70

(1) CHAUFFARD, *Semaine médicale*, 10 janvier 1906, p. 14.

Distinction des graisses.

	Échantillon.	Fonction biliaire supprimée.	Fonction pancréatique supprimée.
Acides gras p. 100.....	31,45	21	7,5-15
Savons p. 100	»	12	3,7-8
Graisses neutres p. 100.	»	63	77-87

Seconde analyse, un mois et demi après l'opération :

	Échantillon.	Normale.	Bile supprimée.	Suc pancréatique supprimé.	Les deux supprimés.
Graisses utilisées p. 100..	79,8	96	60	15-30	10
Graisses excrétées p. 100..	20,2	4	40	85-70	90

Distinction des graisses.

	Échantillon.	Bile supprimée.	Suc pancréatique supprimé.	Les deux supprimés.
Acides gras p. 100.	62,59	21	7,5-15	3-11,2
Savons p. 100.....	2,20	12	3,7-8	0,3-1,9
Graisses neutres p. 100	34,21	63	77-87	87-96

« On voit, par la première analyse, combien était abaissé le coefficient d'utilisation des graisses absorbées, et cette constatation explique le degré parfois extrême d'amaigrissement auquel ces malades peuvent arriver, en dehors de toute cachexie cancéreuse.

« D'autre part, si l'on accepte les moyennes données par René Gaultier, il ressort des chiffres que la proportion des graisses excrétées était plus forte que ne le comporte la suppression de la bile et qu'il y avait lieu d'admettre un certain degré d'*insuffisance pancréatique*.

« La seconde analyse confirme cette interprétation, puisque tout ictère ayant disparu, alors que les urines et les fèces ont repris leur coloration normale et que le malade a récupéré 7 kilogrammes de poids, le défaut d'assimilation des graisses reste encore notable. Ce n'est à coup sûr plus la sécrétion biliaire, pleinement rétablie, qui est en cause, c'est le pancréas seul que nous sommes en droit d'incriminer. *Cet homme est guéri de son occlusion cholédocienne, il ne l'est pas encore de sa pancréatite.* »

Le second exemple d'un pronostic semblable porté dans un cas de lithiase biliaire est encore plus évident, car il a pour lui le contrôle anatomique.

Obstruction du canal cholédoque avec pancréatite chronique. [Observation de Terrier et Gosset (1).]

Analyse des fèces (faite par le Dr René Gaultier) : *après le rétablissement du cours normal de la bile dans l'intestin.*

Repas d'épreuve : 480 grammes de lait, 32 grammes de pain, 50 grammes de viande.

Le poids des fèces fraîches, qui eût dû être normalement de 30 grammes environ, est de 111 grammes, et à l'état sec, au lieu de 7 à 8 grammes, est de 23 grammes.

(1) Desjardins, Étude sur les pancréatites. Thèse de Paris 1905.

La réaction est légèrement acide, 0^{gr},53 p. 100 calculée en acide stéarique. Dans les aliments ingérés, on peut calculer 1^{gr},30 de graisses neutres, d'une part, venant de la viande, d'autre part 18 grammes environ venant du lait. On trouve dans les fèces 1^{gr},80 de graisses non utilisées, ce qui fait que, si l'on tient compte de la graisse émulsionnée du lait si absorbable, on constate que *l'utilisation est pour ainsi dire nulle*.

Le rapport entre les diverses graisses est de 73,50 p. 100 de GN, 26,50 p. 100 AG et 0 S, au lieu des chiffres normaux 24,2 GN, 38,2 AG et 37,8 S.; donc *hyposteatolyse* manifeste.

Il résulte de ces recherches que le malade présente un trouble digestif intestinal considérable, consistant dans la transformation incomplète de certains aliments, ainsi que dans leur absorption notablement diminuée, surtout en ce qui concerne les graisses, puisque :

1° La proportion des matières fécales est quadruple de ce qu'elle devrait être à l'état frais comme à l'état sec ;

2° Parce qu'il y a réaction acide due certainement à un défaut de sécrétion biliaire et pancréatique ;

3° Parce que l'utilisation des graisses autres que celles du lait facilement absorbables est nulle et que leur transformation est presque incomplète.

On peut donc considérer la *sécrétion pancréatique comme presque totalement annihilée*, tandis que la sécrétion biliaire, très amoindrie, persiste encore légèrement.

« Ainsi, dit Desjardins, par la technique d'examen des fèces de Gaultier, *il est possible d'établir, d'après le fonctionnement de la glande, non seulement un diagnostic* qui s'est trouvé vérifié, dans le cas cité plus haut, par l'examen clinique et histologique, mais encore, et ce n'est point là une des particularités les moins intéressantes des renseignements que peut fournir ce syndrome pancréatico-biliaire, *il est possible d'établir aussi un pronostic*, qui a été également trouvé exact dans le cas auquel nous faisons allusion. »

VI. — TRAITEMENT

Dans les chapitres précédents, nous avons vu quelles pouvaient être les complications pancréatiques de la lithiase biliaire, et l'importance du syndrome coprologique pancréatico-biliaire dans le diagnostic et dans le pronostic de ces complications. Reste à passer en revue maintenant les méthodes de traitement qui permettent d'y remédier, et, pour cela, étudions successivement la conduite à tenir dans chacune de ces variétés de pancréatites lithiasiques.

Pancréatites suppuratives ou gangreneuses. — « Aussitôt que le diagnostic est posé, d'une façon ferme, de collection pancréatique ou péripancréatique, il est de toute nécessité, d'une part, de donner issue au liquide, d'autre part d'assurer un parfait écoulement de ce liquide par un drainage en bonne position. »

Cette ouverture peut être pratiquée soit par la voie transpleurale employée par Guinard, soit par la voie lombaire employée avec avantage par Körte, ou, mieux, par la voie antérieure, qui peut être ou gastro-hépatique à travers le petit épiploon quand la collection siège entre le foie et l'estomac, ou transépiploïque quand la collection siège entre les deux feuillets du grand épiploon qu'elle a dédoublés, ou encore sus-épiploïque en rabattant en haut le grand épiploon quand la collection fuse en bas ou se localise dans l'arrière-cavité (Körte).

Quand on est arrivé ainsi sur la collection pancréatique, il est de toute nécessité de prendre toutes les précautions possibles pour éviter l'issue du liquide dans le péritoine ; puis, la collection évacuée, d'en inciser largement la poche pour en explorer le fond, s'assurer de son point de départ et surtout se rendre compte de l'état du pancréas, dont on a pu dans certains cas enlever ainsi des portions nécrosées. La collection examinée et explorée, on la drainera en protégeant la cavité péritonéale et on en assurera l'asséchement rapide par une aspiration pratiquée chaque jour dans le drain (Desjardins).

D'après Quénu et Duval, le traitement des pancréatites suppurées et nécrotiques donne 45 p. 100 de mortalité. Il leur semble bon, d'après Mayo Robson, Körte et Kehr, d'associer au drainage du pancréas le drainage des voies biliaires qui leur paraît un utile adjuvant, puisque, au cours de ces pancréatites, les voies biliaires, qui sont la source de l'infection pancréatique, sont toujours infectées. Nous reviendrons plus loin sur ce mode de drainage à propos des pancréatites chroniques.

Pancréatites avec hémorragie du pancréas et cytostéatonécrose. — Le traitement ne peut être encore ici que chirurgical : l'intervention s'impose, immédiate. La laparotomie médiane permet en effet de reconnaître la cytostéatonécrose caractéristique ; il faut alors explorer le pancréas, soit en l'abordant par la partie avasculaire du petit épiploon qu'on effondre, soit en incisant la partie supérieure du grand épiploon et en ouvrant ainsi l'arrière-cavité. On reconnaît ainsi qu'il est doublé ou triplé de volume, infiltré d'hémorragies péri et intraglandulaires ; et alors ou bien on incise la glande pour mieux drainer (manœuvre qui peut entraîner une hémorragie grave et par conséquent dangereuse), ou mieux, après avoir isolé la portion du pancréas découverte par un tamponnement à la gaze, on referme le ventre en drainant au dehors le suc pancréatique qui diffuse hors de la glande.

Les résultats de cette pratique sont peu encourageants, puisque, sur 36 cas, on trouve 30 morts et 6 guérisons. « Cependant il semble, d'après ces quelques cas de survie, que la pancréatite aiguë hémorragique, malgré son extrême gravité, doit être traitée par la laparotomie immédiate (qui s'impose d'ailleurs, vu la gravité du syndrome de réaction péritonéale qu'elle provoque) ayant pour but de drainer au dehors le suc pancréatique dont la diffusion hors de ses voies natu-

relles semble être la cause de tout le mal. »
(Lecène et Lenormant.)

Pancréatites parenchymateuses ou interstitielles, dites chroniques. — Pour ce qui est du traitement de cette dernière variété, la question est plus délicate. Il semble cependant, d'après la possibilité d'une aggravation de la forme de pancréatite observée, que, lorsque le syndrome pancréaticobiliaire existe au cours d'une lithiase hépatique, il faille intervenir chirurgicalement.

Mais quel genre d'intervention pratiquer ?

Ici nous laisserons encore la parole aux chirurgiens, plus autorisés que nous pour discuter sur ce sujet.

Une des premières indications à remplir est de faire tout d'abord une *exploration complète et minutieuse des voies biliaires sur toute la hauteur*, y compris le cholédoque intrapancréatique que l'on explorera : a) soit par cathétérisme rétrograde, après taille vésiculaire ou incision sus-duodénale ; b) soit par décollement duodéno-pancréatique ; c) soit par cathétérisme ascendant par l'ampoule de Vater après duodénotomie (Quénu et Duval) (fig. 14, 15 et 16).

Cette première indication, l'exploration des voies biliaires sur toute leur hauteur, étant remplie, il faut ensuite remplir la deuxième qui consiste dans le *drainage des voies biliaires*, car ce sont elles qui sont la cause de l'infection pancréatique, ce sont elles qui l'entretiennent, si bien

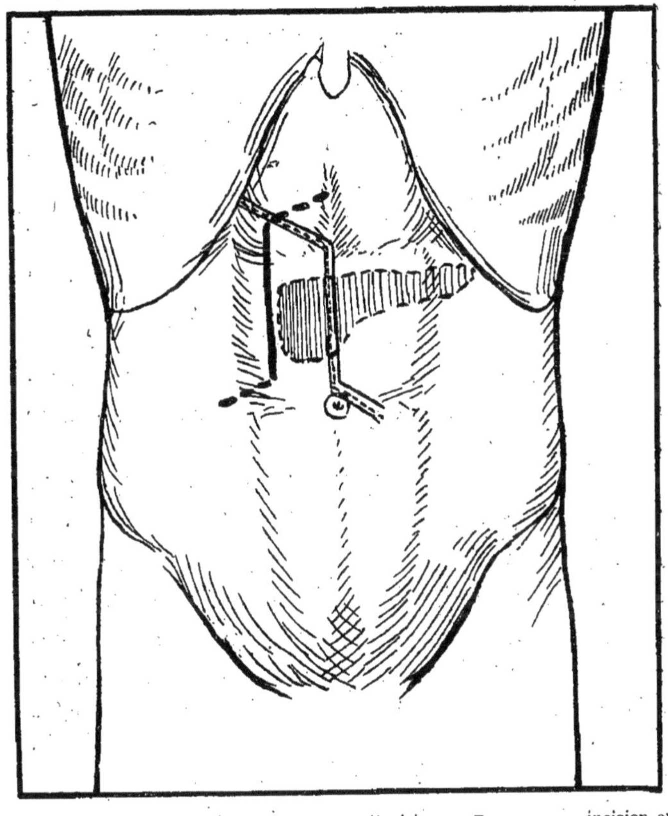

Fig. 14. — La ligne d'incision latérale de Desjardins. La ligne
d'incision en Z de Desjardins. La ligne d'incision en baïon-
nette de Kehr.

qu'en agissant ainsi sur elles on pourra aussi les
désinfecter en les drainant.

Et le fait est que cette simple dérivation de la bile infectée qui ne vient plus continuellement réinoculer le pancréas suffit à faire disparaître les noyaux inflammatoires dans l'organe. C'est un curieux exemple de traitement palliatif qui se transforme du même coup en traitement curatif. En effet, au bout d'un temps variable, de un à cinq ou six mois, après le drainage des voies biliaires, on voit disparaître progressivement la tumeur pancréatique, les signes de rétention pancréatique disparaissent en même temps que les signes de rétention biliaire, les matières se recolorent, les urines redeviennent normales, l'état général s'améliore rapidement ; et lorsque, la fistule temporaire se refermant ou étant refermée par le chirurgien, la bile passe normalement dans l'intestin, tous les signes de l'affection disparaissent (Desjardins).

Mayo Robson a été un des premiers à insister sur les avantages de cette fistule biliaire ; nombre de chirurgiens les ont vérifiés après lui ; et aujourd'hui la fistule biliaire est considérée comme le traitement de choix de la pancréatite chronique ; il a donné comme résultat, d'après la statistique de Quénu, 8 cas de mort seulement sur 62 cas opérés.

Quant au procédé à employer pour réaliser cette dérivation de la bile, il semble qu'il faille rejeter complètement le procédé de *fistule entérobiliaire*,

car, s'il permet l'écoulement de la bile, il n'assure
point la désinfection des voies biliaires, comme
le fait le procédé de *fistule biliaire cutanée*, qui
dérive la bile au dehors. Ce procédé peut être

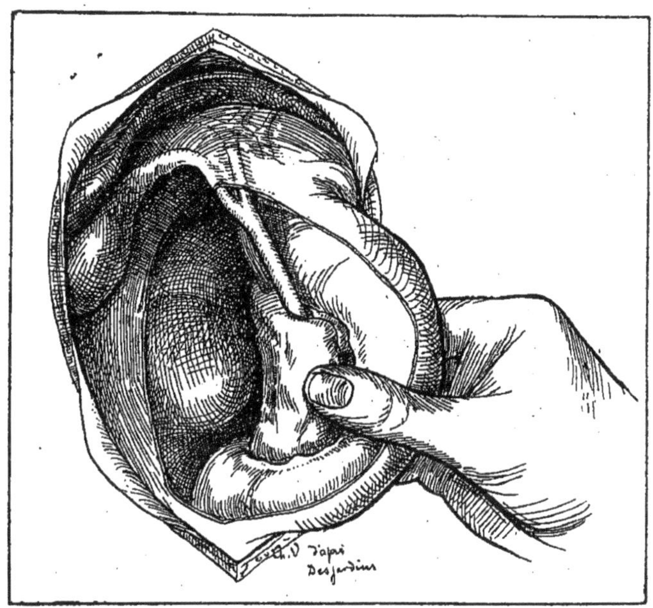

Fig. 15. — Figure montrant le décollement du pancréas pour
l'exploration de cet organe au cours d'une intervention pour
lithiase des voies biliaires (d'après Desjardins).

pratiqué de deux façons, soit par *cholécystostomie*
qui, tout en étant une bonne méthode, n'est pas
cependant la méthode la plus rationnelle, puisqu'on se propose, pour agir sur la tumeur pancréatique, de drainer les voies biliaires ; il semble en

effet que, pour que ce drainage soit plus effectif et plus rapide, il vaille mieux drainer les voies biliaires principales que les voies accessoires.

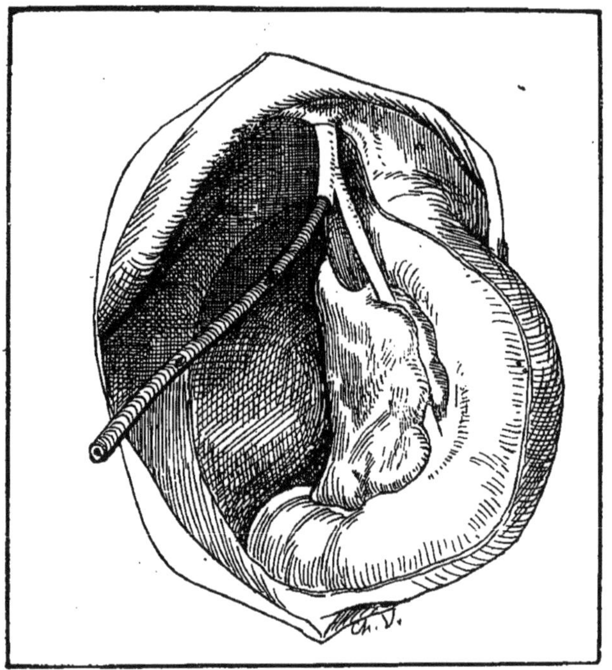

Fig. 16. — Figure montrant le drainage du cholédoque après exploration du pancréas et cholécystectomie (d'après Desjardins).

Ce principe étant posé, de drainer de préférence les voies biliaires principales, il apparaît nettement que ce drainage doit être pratiqué là où la présence des calculs a fait porter la taille biliaire, mais avant tout là où la large perméabilité des voies biliaires est évidente, c'est-à-dire sur le cholédoque plutôt que sur l'hépatique (fig. 16). On pratiquera donc non point l'*hépaticotomie*, mais la *cholédocotomie* qui, outre ce fait qu'elle est une opération plus aisée, a le grand intérêt d'établir le drainage au-dessus du point d'abouchement de la vésicule qui, étant infectée, doit logiquement être placée en amont du drainage, si, malgré le plus de sûreté qu'offre cette opération en raison de sa non-lésion, on n'a point au préalable pratiqué sur elle la *cholécystectomie*.

Tel semble être, en définitive, le traitement des pancréatites chroniques qui, s'adressant à la cause plutôt qu'à la lésion, consistera en un drainage des voies biliaires principales avec cholécystectomie.

CONCLUSIONS

1° Parmi les complications que l'on peut rencontrer au cours de la lithiase biliaire, il faut compter avec les *pancréatites*, de quelque nature qu'elles soient :

Pancréatite proliférative parenchymateuse ou interstitielle ;

Pancréatite suppurative ou gangreneuse;

Pancréatite avec hémorragie et cytostéatonécrose.

2° Plus fréquentes au cours des *lithiases cholédociennes* que des lithiases vésiculaires ou hépatiques, leur cause semble être à la fois dans une rétention des sucs glandulaires dans les canaux excréteurs, et dans une infection que favorise la stagnation de ces liquides.

3° Au point de vue symptomatique, les *deux dernières variétés* sont d'allures foudroyantes ; la pancréatite avec hémorragie et cytostéatonécrose étant presque toujours mortelle, la pancréatite gangreneuse ou suppurative pouvant guérir quelquefois si l'on arrive à temps pour enlever le foyer toxi-infectieux.

4° Quant à la *pancréatite proliférative*, dans un premier stade qui correspond à ce qu'on appelle la *pancréatite aiguë*, aboutissant à l'hypertrophie de la tête du pancréas, elle détermine l'oblitération passagère du canal cholédoque, oblitération qui tend à devenir permanente quand, dans un deuxième stade qui correspond à ce que l'on nomme la *pancréatite chronique*, elle enserre, en s'atrophiant, dans ses éléments fibreux le canal cholédoque qu'elle obstrue définitivement.

5° Intervenir à temps, c'est-à-dire avant cette oblitération définitive, est le but à viser thérapeutiquement.

6° On en fera le diagnostic :

a) **Par la séméiologie clinique** qui, d'une part, montre un syndrome un peu différent de la colique hépatique ;

La *douleur au point pancréatique* ou dans la zone pancréatique, c'est-à-dire plus épigastrique que vésiculaire ;

La *douleur irradiant entre les deux épaules*, voire même dans l'épaule gauche plutôt que dans l'épaule droite ;

Enfin les *vomissements plus fréquents* et l'ictère plus intermittent.

Ajoutons à ces signes, dans certains cas, la possibilité de sentir une *tumeur pancréatique*.

b) Mais surtout par la *séméiologie chimique* qui peut rendre d'utiles services dans ces cas, séméiologie qui repose sur l'analyse des urines suivant le procédé de Cammidge ou l'examen des matières fécales suivant notre propre *méthode de copro-logie clinique.*

7° Cette dernière, en indiquant le coefficient d'utilisation des graisses dans le tube digestif, en analysant la *stéatorrhée* et l'*hypostéatolyse*, renseigne d'une façon quasi certaine sur le fonctionnement de la glande pancréatique, et peut, comme nous l'avons vu, servir non seulement *pour le diagnostic, mais aussi pour le pronostic.*

8° En effet, le diagnostic bien établi, l'intervention chirurgicale s'impose : le *drainage de l'hépatique* ou, mieux, du cholédoque avec ou sans cholécystectomie, *drainage que l'on ne doit cesser que lorsque la fonction pancréatique a repris toute sa valeur première* (ainsi que l'indique l'examen coprologique) et que l'on est sûr, en conséquence, que la cause déterminante de la pancréatite n'existe plus.

TABLE DES MATIÈRES

1 076-07. — Corbeil. Imprimerie Éd. Crété.